E. Schwinger, J. W. Dudenhausen

Nichtdirektive
humangenetische Beratung:

Molekulare Medizin und
Genetische Beratung

D1666709

Nichtdirektive humangenetische Beratung:
Molekulare Medizin und Genetische Beratung

Ein Leitfaden der Stiftung für das behinderte Kind zur Förderung von Vorsorge und Früherkennung

Herausgegeben von E. Schwinger, Lübeck
und J. W. Dudenhausen, Berlin

Mit Beiträgen von:

A. Brand (Bielefeld)   B. Schlegelberger (Kiel)
J. Kunze (Berlin)   E. Schwinger (Lübeck)
F. Luft (Berlin)   H.-W. Stürzbecher (Lübeck)
H. Neitzel (Berlin)   C. Zühlke (Lübeck)

Die Medizinische M
Verlagsgesellschaft
Umwelt & Medizin mbH

Diese Dokumentation des Symposion „Molekulare Medizin und Genetische Beratung" wurde ermöglicht durch die großzügige Förderung der Fazit (Frankfurter Allgemeine Zeitung)-Stiftung.

Die Deutsche Bibliothek – CIP-Einheitsaufnahme

Nichtdirektive humangenetische Beratung: molekulare Medizin und genetische Beratung: ein Leitfaden der Stiftung für das Behinderte Kind zur Förderung von Vorsorge und Früherkennung / hrsg. von E. Schwinger und J. W. Dudenhausen. Mit Beitr. von A. Brand ... – Frankfurt/Main: Med. Verl.-Ges. Umwelt & Medizin, 1999
    ISBN 3-921320-52-6

ISBN 3-921320-52-6   DIM

Die Medizinische Verlagsgesellschaft Umwelt und Medizin mbH – Frankfurt/Main 1999 – Printed in Germany

Anschrift für die Herausgeber:
Prof. Dr. med. E. Schwinger, Medizinische Universität Lübeck, Institut für Humangenetik, Ratzeburger Allee 160, 23538 Lübeck

Vorwort

Beratung vor und während der Schwangerschaft hat das Ziel, den Beratenen in ihrer Lebenssituation eine unabhängige Entscheidung auf der Basis von Informationen und Risikokalkulationen über Krankheiten zu ermöglichen. Es ist bei dem anstehenden Paradigmenwechsel zur molekularen Medizin nun dringlich – neben der nichtdirektiven genetischen Beratung als Teil der pränatalen Diagnostik in der genetischen Beratung – Konzepte zum Screening auf Anlageträgerschaft auf Tumor- oder genetisch bedingte Erkrankungen zu entwickeln.

Die Stiftung für das behinderte Kind zur Förderung von Vorsorge und Früherkennung hat mit ihrem Symposion „Molekulare Medizin und Genetische Beratung" den Grundstein gelegt für diese Erweiterung der Genetischen Beratung. Darüber hinaus war das Symposion dem Rückblick gewidmet auf die „Nichtdirektive humangenetische Beratung", die die Stiftung vor 30 Jahren in Deutschland initiiert und deren Verbreitung sie maßgeblich gefördert hat.

Es ist zu hoffen, daß die Erweiterung der nichtdirektiven genetischen Beratung entsprechend der labortechnischen und molekulardiagnostischen Möglichkeiten vermehrt Eingang in die Beratung, in die Klinik und die Praxis findet.

Berlin, im Juni 1999   *Joachim W. Dudenhausen*

Inhalt

Molekulare Medizin und genetische Beratung: eine Einführung

E. Schwinger

Vom 5. bis 7. November 1969 veranstaltete der Marburger Universitätsbund im Rahmen des *Forum Philippinum* eine Tagung unter dem Titel „Genetik und Gesellschaft". Dieses Symposium fand zu einem Zeitpunkt statt, in dem die erste Phase des Wiederaufbaus einer *„neuen Humangenetik"* nach dem Zweiten Weltkrieg in Deutschland einen gewissen Abschluß gefunden hatte. Humangenetische Institute waren in den größeren Universitäten neu gegründet worden und hatten sehr erfolgreich zu arbeiten begonnen.

Das Hauptreferat zum Thema „Genetik und Gesellschaft" hielt Professor *Penrose*[*] aus London, der dort über 20 Jahre lang einen Lehrstuhl für Eugenik innegehabt hatte. In diesem Referat forderte er zwar die individuelle Beratung, stets aber noch mit dem Ziel, langfristig die Zahl der Erberkrankungen in der Bevölkerung zu senken. Nach zahlreichen Referaten vieler damaliger Ordinarien für Humangenetik in Deutschland wurden unter Leitung von Professor *Wendt* Thesen und Forderungen formuliert. Schon damals wurde der Mangel an genetischer Beratung als Folge fehlender Beratungsmöglichkeiten beklagt. Der Begriff der „nichtdirektiven" Beratung tauchte in den Thesen und Forderungen des Jahres 1969 noch nicht auf. Nach wie vor wurde vielmehr sehr vorsichtig in den Thesen als die Zielsetzung unter anderem die Vermeidung von Erbkrankheiten als gesellschaftspolitische Aufgabe formuliert.

Weltweit hatte nach dem Zweiten Weltkrieg, wohl infolge der allgemeinen „Individualisierung" vieler Lebensbereiche, die individuum- beziehungsweise familienbezogene genetische Beratung an Bedeutung gewonnen. In Deutschland markiert das zitierte Symposium den Beginn der überwiegend individuum- beziehungsweise familienorientierten genetischen Beratung. Diesen Paradigmawechsel formuliert der Humangenetiker *Baitsch* 1979 in seinem Referat anläßlich der Eröffnung der Tagung der Gesellschaft für Humangenetik in Heidelberg und macht diese neue Entwicklung bewußt. Heute wird nicht-direktive, ausschließlich individuum- beziehungsweise familienbezogene genetische Beratung in Deutschland uneingeschränkt gewünscht und praktiziert.

Durch molekulare Medizin werden ätiologische und pathophysiologische Krankheitszusammenhänge auf molekularer Ebene erklärt. Nachdem die Erforschung der Anatomie des menschlichen Körpers in der Vergangenheit zu einer pathologisch-anatomisch orientierten Krankheitslehre geführt hat, erleben wir derzeit während der Erforschung der Anatomie des menschlichen Genoms den wahrscheinlich größten Paradigmenwechsel innerhalb der Entwicklung der Medizin: den Übergang von einer pathologisch-anatomisch orientierten hin zu einer molekulargenetisch dominierten Kranheitslehre.

Vieles, was mit Genetik und Molekulargenetik verbunden ist, wird in unserer Bevölkerung nach wie vor mit Mißtrauen verfolgt. Dieses Mißtrauen resultiert meiner Meinung nach weniger, und so wird häufig argumentiert, aus dem Wissen um unsere Geschichte,

---

[*] Vgl. *Penrose, L. S.:* Genetik und Gesellschaft in „Im Rückblick" S. 77 aus *Wendt, G. G.* (Ed.): Genetik und Gesellschaft, Stuttgart 1970

sondern dieses Mißtrauen ist vielmehr Folge zu wenig engagiert betriebener Aufklärung und Informationsvermittlung und vielleicht auch Folge angsterzeugender Informationen. Ersteres, die Information und Aufklärung ist schwierig. Als Wissenschaftler und Arzt weiß man, wie viele grundlegende Kenntnisse und Informationen vorhanden sein müssen, um weiterführende Informationen vermitteln zu können. Nicht Verstandenes wird mißtrauisch betrachtet und erzeugt Angst, und Angst ist immer der schlechteste aller Ratgeber. Befürchtungen bestehen aber auch – und diese erscheinen gerechtfertigt zu sein – daß als Folge einfach durchzuführender Screenings auf molekularer Ebene sich eine neue „Eugenik" entwickeln könnte und nach Anlageträgern für ungünstige Erbanlagen gesucht werden könnte. Nach der Erkennung solcher ungünstiger Erbanlagen könnten Utopisten wiederum auf den Geanken kommen, das Konzept eines in seinen Anlagen perfekten und in seinem Phänotyp gesunden und starken Menschen anzustreben.

Vor diesem Hintergrund gewinnt die von den Humangenetikern vertretene Forderung nach umfassender genetischer Beratung vor Einleitung von jeder Art von genetischen Untersuchungen besondere Bedeutung. Genetische Beratung erfolgt individuell, nichtdirektiv und verfolgt keine vorgegebenen gesellschaftlichen Ziele. Humangenetische Beratung ist der beste und wahrscheinlich einzige Garant dafür, daß diagnostische Resultate nicht zu einem Automatismus in der Auslösung von Konsequenzen führen, sondern daß solche Konsequenzen nur auf der möglichst autonomen Entscheidung der Betroffenen basieren. Man würde sich in vielen Bereichen der Medizin die Einbeziehung des Patienten in diagnostische und therapeutische Konzepte und damit eine verbesserte Autonomie des Patienten wünschen. Ich bin überzeugt, daß die Humangenetik mit ihrer Praxis der genetischen Beratung eine Vorreiterrolle zu einer notwendigen Veränderung innerhalb der Medizin innehat.

Literatur

Wendt, G. G. (Ed.): Genetik und Gesellschaft. Marburger Forum Philippinum. Stuttgart 1970.

Anschrift des Verfassers:
Prof. Dr. med. Eberhard Schwinger
Medizinische Universität Lübeck
Institut für Humangenetik
Ratzeburger Allee 160
23538 Lübeck

Die molekularen Grundlagen der Medizin in der Sprache „jedermanns"

F. Luft

Als Produkt des Medizinstudiums der sechziger Jahre habe ich nichts von der molekularen Genetik mitbekommen. Man wußte damals sehr wenig darüber, und die 68er, zu denen ich mich zählen muß, hatten ganz anderes im Sinn. Meinen heutigen bescheidenen Wissensstand habe ich mühselig in den letzten Jahren erlernen müssen. Die Amerikaner nennen dieses Procedere *retooling*. In diesem Beitrag habe ich vor, Ihnen die neue Sprache beizubringen, die ich erst vor kurzem selber gelernt habe. Dies beinhaltet selbstverständlich auch das Erlernen eines neuen Alphabets und eines neuen Wortschatzes. Sie werden lernen, mit Büchern, die in dieser Sprache geschrieben wurden, und mit der Bibliothek, in der diese Bücher zu finden sind, umzugehen.

Aber bevor wir anfangen, möchte ich Sie bitten, sich kurz mit folgendem Gedanken zu beschäftigen: alle kennen meinen Kollegen Professor *Detlev Ganten*, Leiter des Max-Delbrück-Zentrums. Mit *Detlev Ganten* habe ich persönlich sehr viel gemeinsam. Wir sind zum Beispiel beide Mediziner, beide gleich alt, beide um 1,84 m groß, wiegen beide etwa 84 kg, haben eine ähnliche Haar- und Augenfarbe, sind beide Berliner, gehören denselben Gesellschaften und Clubs an, und haben beide verständnisvolle Ehefrauen, die mit Vornamen Ursula heißen. Freunde in Tokio würden behaupten, man könne die Nordeuropäer sowieso nicht voneinander unterscheiden, weil sie alle gleich aussehen. Nichtsdestotrotz können Sie mich sofort, auch aus 100 Meter Entfernung, neben Herrn Ganten erkennen. Sie tun das durch einen Vergleich verschiedener Eigenschaften, die uns beide voneinander unterscheiden. Jede Eigenschaft wird durch ein einziges Gen definiert, das wir von unseren Eltern geerbt haben. Manche Gene sind für strukturelle Eigenschaften, wie zum Beispiel Haar- und Augenfarbe oder Blutgruppe verantwortlich. Andere haben mit der Regulierung des Körpers, mit der Funktion von Organen oder dem Ablauf von Stoffwechselprozessen zu tun. Noch andere Gene bestimmen sogar psychische Eigenschaften wie zum Beispiel die Intelligenz oder das Verhalten. Manche Gene werden ständig benutzt, manche andere selten oder sogar nur ein einziges Mal im Leben. Dennoch verlassen wir uns darauf, daß das Gen, das wir im Moment brauchen, dann auch wirklich richtig funktioniert. Die Gene sind die materiellen Überträger der Vererbung.

Die Information eines jeden Gens entspricht etwa dem Inhalt eines Buchs von 500 Seiten. Es enthält eine ähnliche Menge an Buchstaben und etwa 5 mal so viele Wörter, weil die Wörter der Gensprache kurz und präzise sind. Ähnlich wie ein Buch muß jedes Gen, wenn es benutzt wird, aufgeklappt werden, die Information wird entnommen, abgeschrieben (kopiert), und erst dann werden die Befehle durchgeführt. Wir tragen insgesamt etwa 100.000 Gene, so viele Gene also wie eine mittelgroße Bibliothek Bücher enthält. Jede einzelne Zelle im Körper trägt die ganze Bibliothek solange mit sich herum, wie sie einen Zellkern enthält. Dies schließt zum Beispiel weiße Blutzellen, Hautzellen, Zellen der Organe, Bindegewebe, Knochen und Muskeln ein. Nur wenige Zellen, rote Blutkörperchen zum Beispiel, haben keinen Zellkern. Braucht die Zelle ein Gen, um ihre Funktion erfüllen zu können, wird die Bibliothek im Zellkern benachrichtigt, das notwendige Gen aufgeklappt, gelesen, und die enthaltenen Befehle werden durchgeführt. Nun kommen wir zu der Frage, woher die Zelle weiß, wo

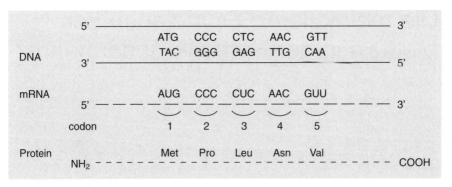

Abb. 1 Die Information in DNA-Sprache wird durch Buchstaben (ATGC) weitergegeben. A bindet an T und G bindet an C. DNA-Moleküle bestehen aus zwei komplementären Strängen. Der kodierende Strang wird in RNA-Sprache komplementär umgeschrieben, wenn das Gen geöffnet wird. Die RNA-Sprache benutzt das U anstatt das T. In RNA-Sprache besteht jedes Wort aus drei Buchstaben (Codons). Jedes Codon steht für eine (von 21 Aminosäuren).

das Gen im Zellkern, also das Buch in der Bibliothek zu finden ist. Aber erst sollten wir uns kurz mit der Sprache der Gene beschäftigen.

Es gibt nur vier Buchstaben in der genetischen Sprache, nämlich das A, das C, das G und das T. Diese Buchstaben stehen für unterschiedliche Basen (Adenin, Guanin, Cytosin und Thymidin) der Desoxyribonukleinsäure (DNA). Die DNA-Basen sind so strukturiert, daß A mit T und G mit C zusammenpaßt. Schon auswendig gelernt? Nur mit diesen vier Buchstaben werden alle Wörter in dieser Sprache geschrieben. Es hat sich weiterhin herausgestellt, daß jedes Wort in dieser Sprache nur drei Buchstaben lang sein kann (Abb. 1). Begabte Mathematiker werden sofort errechnen, daß in solch einer Sprache nur 64 Wörter überhaupt möglich sind, und so ist es in der Tat. Sie ist sogar noch simpler, denn wir verwenden nur 21 Wörter in dieser Sprache, was eine gewisse Redundanz erlaubt. Jedes 3-buchstabige Wort steht (kodiert oder „Codon") für eine einzelne Aminosäure, und es werden nur 21 Aminosäuren verwendet, um jedes Eiweiß im Körper zu produzieren. Es ist so, als hätte ein Bauleiter nur 21 Sorten von Bausteinen, um ein Haus zu bauen. Die Vielfältigkeit der sämtlichen Lebewesen der Erde beruht also nur auf 21 Bausteinen. Die Information in den Genen wird mit Hilfe eines Lesestreifens abgelesen. Die DNA ist aus komplementären Strängen zusammengesetzt, und zwar so, daß ein T immer einem A und ein G immer einem C gegenüberliegen muß. Wenn sich die DNA-Stränge voneinander lösen, wird der kodierende Strang durch ein sofort gebildetes Ribonukleinsäure-(RNA)Molekül als *Spiegelbild* abgelesen. Leider kann die RNA mit dem Buchstaben T nichts anfangen und muß deshalb ein U verwenden. Dies soll uns aber nicht weiter stören. Das ganze Wörterbuch dieser Sprache paßt auf eine Seite (Abb. 2). Man wird sofort die Redundanz dieser Sprache erkennen. Die Aminosäure Leucin wird zum Beispiel durch insgesamt sechs Wörter kodiert. Mutationen im letzten Buchstaben führen häufig zu keiner Veränderung, das heißt zu keinem Aminosäurenaustausch.

Die 100.000 Bücher (die Gene) mit Informationen sind sorgfältig in unserer Bibliothek (dem Genom) aufbewahrt, und jedes steht auf seinem richtigen Platz. Die Bibliothek ist in mehreren Gebäuden verteilt, wie das bei Universitätsbibliotheken oft der Fall ist. Beim Menschen haben wir 23 Paare von Gebäuden im Zellkern zur Verfügung, um unsere Bibliothek unterzubringen. Die Gebäude heißen Chromosome und sind numeriert von 1 bis 22 plus x oder y. Wir haben glücklicherweise zwei Kopien von jedem Genbuch, mit Ausnahme der x- und y-Chromosomen, von denen wir nur eine einzige Kopie jeden Gens haben. Diese beiden Chromosome x und y bestimmen auch unser Geschlecht. Nun gut – aber wie sind denn Sachen, Bücher oder Gene in dieser Bibliothek von 100.000 Büchern mit 300 Millionen Wörtern und 1.000 Millionen Buchstaben zu finden?

Stellen Sie sich vor, Sie möchten gern mal wieder etwas von Schiller lesen. Filius oder Töchterchen haben Ihre eigene Kopie längst verschleppt oder verschlampt, und Sie wenden sich jetzt an eine echte Bibliothek. „Ich hätte gerne Schillers ‚Wilhelm Tell‘ ", sagen Sie der jungen Dame hinter dem Schalter. „Kein Problem", erwidert diese. „Gehen Sie bitte hier zur Tür hinaus, in das nächste Gebäude gegenüber, im ersten Obergeschoß links finden Sie die deutschen Klassiker alphabetisch geordnet, und dort werden Sie Schiller in einer neuen Ausgabe finden". Tatsächlich, in wenigen Minuten haben Sie das gewünschte Buch in der Hand und lichten den Lieblingstext mit dem Kopierer ab, der sich zufälligerweise auf demselben Stock befindet. Sie könnten, wenn Sie Zeit und genug Geld dabei haben, auch das ganze Stück kopieren.

Viel schwieriger ist es, wenn Sie sich den Titel des gewünschten Buches nicht merken können oder ihn gar nicht wissen. Manchmal hat man nur eine vage Idee oder nur einen Bruchteil des Buches im Kopf. Sie kommen also in die Bibliothek und kündigen an, Sie wollen nun ein Theaterstück von einem berühmten deutschen Schriftsteller lesen. Aber Sie ernten nur gelangweilte Blicke von den Bibliothekarinnen. „Ich glaube, es fängt an mit dem Satz: „Es lächelt der See, er ladet zum Bade", behaupten Sie. Immer noch keine Resonanz von den Damen. „Nah am Ende heißt es in diesem Stück: ‚Durch diese hohle Gasse wird er kommen‘ ", erklären Sie, und sofort leuchten die Augen der älteren Bibliothekarin auf, die noch eine anständige Schule besuchen konnte. „Das kommt in Schillers *Wilhelm Tell* vor", erklärt sie. Den finden Sie unter den deutschen Klassikern. „Gehen Sie bitte hier zur Tür hinaus, in das nächste Gebäude gegenüber, auf dem ersten Obergeschoß links finden Sie die deutschen Klassiker alphabetisch geordnet und dort werden Sie Schiller in einer neuen Ausgabe finden". Und tatsächlich, in wenigen Minuten haben Sie wieder das gewünschte Buch in der Hand.

	2nd					
	U	C	A	G		
U	Phe	Ser	Tyr	Cys	U	
	Phe	Ser	Tyr	Cys	C	
	Leu	Ser	STOP	STOP	A	
	Leu	Ser	STOP	Trp	G	
C	Leu	Pro	His	Arg	U	
	Leu	Pro	His	Arg	C	
	Leu	Pro	Gln	Arg	A	
	Leu	Pro	Gln	Arg	G	
A	Ile	Thr	Asn	Ser	U	
	Ile	Thr	Asn	Ser	C	
	Ile	Thr	Lys	Arg	A	
	Met	Thr	Lys	Arg	G	
G	Val	Ala	Asp	Gly	U	
	Val	Ala	Asp	Gly	C	
	Val	Ala	Glu	Gly	A	
	Val	Ala	Glu	Gly	G	

(1st — links; 3rd — rechts)

Abb. 2 Das Gen-Wörterbuch in RNA-Sprache besteht aus Wörtern mit jeweils drei Buchstaben (unter Benutzung von AUGC). Es könnte 64 Wörter in dieser Sprache geben. Wir benutzen aber nur 21. Hier ist die Redundanz der Sprache sofort zu erkennen. Die Aminosäure Leucin wird zum Beispiel durch 6 Wörter kodiert. Diese Eigenschaft erklärt auch, warum viele Mutationen nicht zu Aminosäurenaustausch führen.

13

In unserer genetischen Bibliothek sind wir auch in der Lage, Gene zu finden, von denen wir nur einen kleinen Bruchteil oder so gut wie gar nichts wissen. Wir müssen erst zur Bibliothek, das heißt, wir müssen die Zellen, wie zum Beispiel weiße Blutkörperchen, gewinnen und die Bibliotheken extrahieren. Wir müssen dann im nächsten Schritt dafür sorgen, daß die Bücher aufgeklappt werden. Das machen wir, indem wir die Zellkerne auf 96 Grad Celsius erwärmen. Dann geben wir das *Spiegelbild* unserer paar Sätze („Es lächelt der See" würde also „See der lächelt Es", und „Durch diese hohle Gasse" würde „Gasse hohle diese Durch", heißen) ein. Übrigens, dieses Anhaften von Spiegelbildern an den Originaltext wird als *Hybridisierung* bekennzeichnet. Es gibt verschiedene Methoden, um die Hybridisierung anzuwenden, aber das Prinzip ist immer das gleiche.

Der nächste Schritt ist, den Kopierer einzustellen, so daß er alles zwischen diesen beiden Sätzen für uns kopiert. Dazu müssen wir lose Buchstaben und Kleber hinzufügen, und der Inhalt wird gehorsam kopiert. Einen Kleber haben wir in der Form eines Enzyms, die *Polymerase*. Es gibt verschiedene Sorten von Polymerase. Bei der Zellteilung werden die Gene, Chromosomen usw. durch die Wirkung einer tüchtigen Polymerase verdoppelt (Abb. 3). Trotzdem können wir mit einer Kopie unseres Gens nur wenig anfangen, weil die Dinger einfach zu klein sind. Kein Problem, wir machen einfach mehrere Kopien (Abb. 4). Wir schließen die Bücher, indem wir unsere Zellkernsuppe bis auf Raumtemperatur abkühlen lassen, und machen sie dann mit mehr Hitze wieder auf. Nun kopieren wir unseren *Wilhelm Tell* noch mal. Aus zweien sind nun vier Kopien geworden. Aus vier Kopien werden dann acht, aus acht 16, aus 16 werden 32, aus 32 werden 64 usw. Mit 64 Zyklen könnten wir mit dieser geometrischen Progression die ganze Stadt Berlin mit unserem Gen überfluten, aber soviel brauchen wir gar nicht; 25 bis 27 Zyklen sind völlig ausreichend. Diese neue Gen-

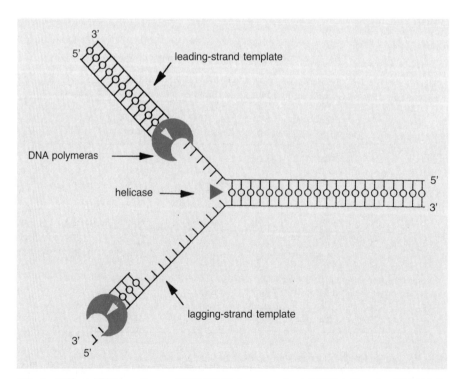

Abb. 3 DNA und RNA werden von Enzymen (Polymerasen) vervielfältigt. Hier abgebildet ist die Funktion der DNA-Polymerase am Anfang einer Zellteilung. Die DNA wird eröffnet, und die Einzelstränge werden sofort durch die Polymerase repliziert.

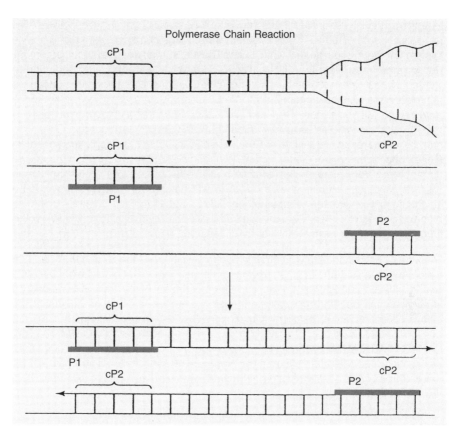

Abb. 4   Die Polymerasekettenreaktion. Die gesamten Gene werden durch Erhitzung (96°C) der DNA „aufgeklappt". Kurze komplementäre Stücke (*Primer*) haften am oberen und am unteren Ende der DNA. Mit Zufuhr von Polymerase wird alles dazwischen kopiert. Durch Abkühlung werden die Doppelstränge wieder rekonstituiert. Beim nächsten Hitzezyklus, der Zufuhr von *Primer* (und Buchstaben in Form von Basenpaare usw.) entstehen aus einem Original und einer Kopie 4 Kopien. Danach kommt eine geometrische Progression zustande: 4, 8, 16, 32, 64 usw.

kopiertechnik (der Terminus technicus für kopieren heißt übrigens Genklonierung) nennt man Polymerase-Kettenreaktion, und für sie ist vor kurzem ein Nobelpreis vergeben worden.

Wir haben vor, mit dieser und einer ähnlichen Technik jedes Gen im Menschen zu kopieren, zu lesen und dadurch dessen Funktion kennenzulernen. An diesem internationalen Projekt (*human genome project*) der Aufklärung des menschlichen Genoms, wird auch in Deutschland intensiv gearbeitet. Es wird unser Wissen über körperliche Vorgänge, vererbte Krankheiten, aber auch über Krebs und andere Volkskrankheiten enorm erweitern.

Die gleichen Gene sind bei verschiedenen Menschen alle etwas unterschiedlich. Bei mir heißt es vielleicht „Es lacht der See, er ladet zum Bade", oder vielleicht „Durch diese leere Gasse wird er kommen". Solche Veränderungen (Terminus technicus: Polymorphismen) ändern den Inhalt des Buches (Gens) nicht. Dennoch sind sie mit der Polymerase-Kettenreaktion sofort zu finden. Steht aber stattdessen, „Durch diese hohle Gasse wird er *nicht* kommen", wird sich vielleicht die Geschichte so verändern, daß etwas ganz unerwartetes dabei herauskommt. So können wir Gene lesen und Veränderungen (Mutationen) feststellen. Die meisten Mutationen sind lapidar, andere dagegen können tödlich sein.

Zuletzt möchte ich die gesellschaftliche Bedeutung dieser Technik kurz schildern. Das ist vielleicht am besten zu machen, indem wir uns das phantastische Numerierungssystem der Genbibliothek kurz anschauen. Dieses Numerierungssystem besteht aus der sogenannten Satelliten-DNA. Diese Satelliten bestehen aus Buchstabenwiederholungen, die nicht in Aminosäuren kodiert werden. Diese Wiederholungen dienen einem uns nicht bekannten Zweck. Manche sind riesig und andere dagegen klein (sogenannte Mikrosatelliten). Die Satelliten (*variable number of tandem repeats* VNTR) und Mikrosatelliten kommen *immer* an den gleichen Stellen (loci) auf den Chromosomen bei allen Menschen auf dieser Erde (und anderswo) vor. Sie liegen zwischen den Genen oder sogar in den Genen selbst. Wir kennen zur Zeit etwa 1.000 Genorte, bei denen kleine Verschiedenheiten in diesen DNA-Wiederholungen (Polymorphismen) häufig vorkommen. Häufig ist eine CACA-Wiederholung. Es wäre so, als würde der Text unserer Geschichte – „Es lächelt der See" – auf einmal mit Unsinn – blah-blah, blah-blah – unterbrochen. Danach beginnt wieder der sinnvolle Text. Die Wiederholungen werden aber nicht in RNA und Aminosäuren umgesetzt.

Mikrosatelliten stellen eine wundervolle Methode dar, um Gene zu finden (Abb. 5). In dieser Abbildung sehen Sie einen Mikrosatelliten (CACACACACA) auf einer bestimmten Schnittstelle auf dem langen Arm von Chromosom 12. Diese Stelle (Mikrosatelliten) können wir mit der Polymerasekettenreaktion amplifizieren. Diesen Mikrosatelliten gibt es als sechs unterschiedliche Variationen: CACA (2-Wiederholungen), CACACA (3-), CACACACACA (5-), CACACACACACA (6-), CACACACACACACA (7-), und CACACACACACACACACACA (10-). Jeder von uns hat zwei dieser Variationen auf dieser Stelle. Eine liegt auf einem unserer Chromosome 12, die andere auf dem anderen Chromosom 12. Wenn wir die Mikrosatelliten amplifiziert haben und dann durch

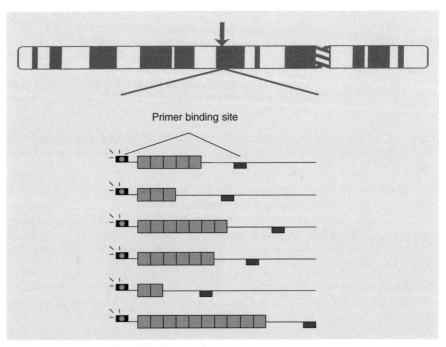

Primer binding site

Abb. 5   Ein Mikrosatellitenmarker auf dem langen Arm eines Chromosoms. Die meisten Marker bestehen aus CACA-Wiederholungen. In diesem Beispiel hat unser Marker 6 Varianten von unterschiedlicher Länge. Jeder von uns besitzt zwei von diesen Varianten. Eine liegt auf einem Chromosom, die andere auf genau der gleichen Stelle auf dem anderen Chromosom des Chromosomenpaars.

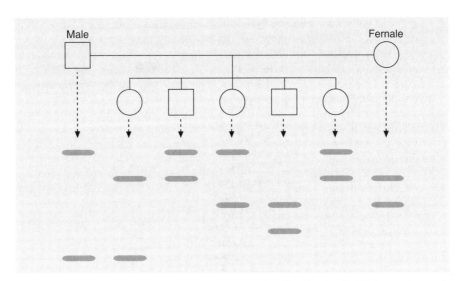

Abb. 6 Ein Elektrophorese-Gel dieser Varianten bei einer Familie. Das Gel läuft von oben nach unten; die langen Varianten wandern langsamer als die kurzen. Der Vater besitzt die längste und die kürzeste dieser Varianten. Die Mutter hat zwei Varianten, eine kürzer als die lange vom Vater, eine länger als die kurze vom Vater. Die Kinder erben jeweils eine Variante vom Vater und eine Variante von der Mutter. Wenn ein Krankheits-Gen neben der langen Variante des Vaters liegt, ist es sehr wahrscheinlich, daß Kinder, die diese Variante erben, auch das Krankheits-Gen bekommen werden. Deshalb sind ein Sohn und zwei Töchter in dieser Familie betroffen. Der zweite Sohn trägt keine der beiden Varianten des Vaters. Also kann er nicht zu diesem Vater gehören. Das fünfte Kind ist ebenfalls betroffen.

ein Elektrophorese-Gel laufen lassen, laufen die langen langsamer als die kurzen. So können wir sie trennen und zuordnen.

Stellen wir uns vor, ein Krankheitsgen liegt neben der langen Variante auf einem des Chromosom-12-Paars des Vaters in dem abgebildeten Stammbaum (Abb. 6). Das Elektrophorese-Gel läuft von oben nach unten; die kurzen Varianten wandern schneller als die langen. Der Vater trägt CA 10- und CA 2-. Die Mutter hat auf ihrem Chromosom-12-Paar andere Varianten; sie trägt CA 3- und CA 5-. Die beiden haben zusammen fünf Kinder. Die erste Tochter hat die lange Variante nicht und dadurch auch nicht das danebenliegende Krankheits-Gen. So ist sie nicht betroffen. Der nächste Sohn dagegen ist betroffen und seine nächste Schwester auch. Das vierte Kind, ein Sohn, hat den langen Marker des Vaters nicht; also kann er nicht das Krankheits-Gen tragen. Er hat aber auch nicht den kurzen Marker des Vaters. So erkennt man sofort, daß dieses Kind nicht zu diesem Vater gehören kann! Dies kommt sogar in sehr vornehmen Familien vor. Die ärztliche Schweigepflicht ist selbstverständlich in solchen Fällen außerordentlich wichtig. Das fünfte Kind hat den langen Marker des Vaters und ist dadurch ebenfalls betroffen. Das Prinzip einer sog. Kopplungsanalyse ist, nach Markervarianten in Stammbäumen zu fahnden, die *immer* mit der Krankheit vererbt werden.

Keine zwei Menschen auf dieser Erde haben das gleiche Erbgut – mit Ausnahme von eineiigen Zwillingen – und sogar diese sind nicht genau gleich. Die Wahrscheinlichkeit, daß sich zwei Menschen bei 10 oder 100 von diesen Gen-Markern ähneln, liegt bei eins zu einer Million. Die bei Richtern sehr beliebten Augenzeugen haben eine Fehlerrate von 10%! Sie werden sich an die Methode der Zahnmediziner erinnern, mit der man Menschen durch ihr Gebiß identifizieren kann. Mit der molekulargenetischen Technik kann man mit einer weitaus größeren Genauigkeit rechnen. Bei Überfällen, bei Vergewaltigung oder anderen Gewalttaten bleiben oft Blutspuren, Samen oder Hautfetzen unter den Fingernägeln der Opfer zurück. Theoretisch brauche ich nur einen einzelnen Zellkern, um eine molekulargenetische Untersuchung durchführen zu können. Ihnen ist sicherlich der Fall von O. J. Simpson, dem amerikanischen Football-Spieler, bekannt, der verdächtigt wird, seine Frau und ihren Freund umgebracht zu haben. Bei diesem Verbrechen ist viel Blut, nicht nur von den Opfern, sondern wahrscheinlich auch von dem Täter, hinterlassen worden. Simpson erlitt eine Handwunde am Tage des Mordanschlags. Wir können damit rechnen, daß der Fall mit hundertprozentiger Genauigkeit aufgeklärt werden kann. Ob das Gericht die Methode akzeptieren oder die Technik verstehen wird, wie Sie sie jetzt verstehen, ist noch ungewiß. Das Zellmaterial kann auch unter besonderen Umständen jahrelang auf eine Untersuchung warten. Beispiele dafür sind der österreichische Eismann, mumifizierte Pharaonen oder sogar im Harz (Bernstein) gefesselte Insekten, die nach 500 Millionen Jahren mit ihren heutigen Verwandten bezüglich ihres Erbguts verglichen werden können.

Schließlich bestehen auch andere Möglichkeiten und Überlegungen, was aus dieser Technik zu machen wäre. Wir haben bisher eine ganze Reihe von Genen identifiziert und ihren Inhalt einigermaßen lesen können. Manche Veränderungen (Polymorphismen) an Genen assoziiert man mit Intelligenz oder Verhaltensweisen, die zu Gewalt, zu Alkoholismus oder zu Homosexualität führen. Diese Assoziationen sind jedoch schwach, von wenig aktueller Bedeutung und zum Teil auch völlig falsch. Dennoch beschäftigen sie die Regenbogenpresse, die mit großer Begeisterung über solche genetischen Untersuchungen berichtet. Stellen Sie sich vor, ein Kanzlerkandidat kommt zur Franz-Volhard-Klinik, um sich von mir seinen Cholesterinspiegel bestimmen zu lassen. Die MTA im Labor trennt die Zellen von dem Blutserum, aber anstatt – wie üblich – die Zellen zu vernichten, werden sie an ein skrupelloses Labor verkauft, in dem Genanalysen durchgeführt werden. Wenige Tage später heißt es in der Bild-Zeitung: „Genanalyse belegt: Kanzlerkandidat neigt zu Gewalt, zu Alkoholkonsum und zu Homosexualität; übrigens ist er doof". So etwas läge tatsächlich im Bereich des Möglichen. Um dies zu verhindern, brauchen wir statt noch mehr Datenschutzgesetze und bürokratische Vorgängen vor allem eine aufgeklärte Bevölkerung.

Danksagung: Ich wünsche Ihnen viel Glück im Umgang mit der neuen Sprache der Gene und bedanke mich für Ihre Aufmerksamkeit. Abgesehen von vielen Kollegen, beziehungsweise Freunden haben mir die Autoren von drei Büchern (s. u.) bei meiner eigenen retooling sehr geholfen.

Literatur

[1]*Ross, D. W.*: Introduction to Molecular Medicine (second edition) New York, Berlin, Heidelberg 1996.
[2]*Thompson & Thompson*: Genetics in Medicine *Thompson, M. W., R. R. McInnes, H. F. Willard* (eds.) Philadelphia, 1991 (neue Auflage April 1999).
[3]*Strachan, T., A. P. Read:* Human Medical Genetics, Oxford, UK 1996.

Anschrift des Verfassers:
Prof. Dr. med. Friedrich Luft
Charité, Franz-Volhard-Klinik
Nephrologie und Hypertensiologie
Wiltbergstraße 50
D-13125 Berlin

Diskussion

Schwinger (Lübeck):

Herr Professor Luft, Sie haben den Begriff „Anatomie des menschlichen Genoms" gebraucht. Ich glaube, es gilt auch zu vermitteln, daß die Aufklärung der Struktur noch lange nichts aussagt über das, was dahinter steckt, nämlich die Funktion, und daß die Funktion das im wahrsten Sinne wirklich Wunderbare ist, und daß wir weit entfernt sind, das zu verstehen. Glauben Sie, daß wir diesen Vorhang in näherer überschaubarer Zukunft irgendwie in der Lage sein werden, hochzuziehen?

Luft (Berlin):

Wir werden die Informationen tatsächlich lesen können – in wenigen Jahren. Aber Information ist nicht gleich Wissen. Das ist unheimlich viel Information und sehr oft auch irrelevante Information. Wenn wir das alles lesen können, müssen wir herausfinden, was es bedeutet. Und dann müssen wir die Strukturen von diesen Eiweißen aufklären. Ich glaube, die Molekularbiologie der Zukunft wird dann im Prinzip Strukturbiologie aller Eiweiße sein. Daß man in früheren Jahrhunderten die Leichen von Hingerichteten untersuchen durfte, war bahnbrechend. Das haben Wissenschaftler an dem Berliner Leichenschauhaus in der Charité durchgeführt. Dieses Wissen damals, wieviel Knochen im Körper sind, wie sie zusammengeknüpft sind, wie mit den Muskeln verbunden, das hat zu einer bescheidenen Blüte der medizinischen Wissenschaft geführt. Wir stehen im Prinzip heute vor der gleichen Problematik, dürfen uns nicht zurückschrecken lassen und müssen damit umgehen. Es geht jetzt um eine Anatomie von diesen vier Buchstaben.

Praxis der „nichtdirektiven genetischen Beratung"

J. Kunze

Wer hat überhaupt die Vokabel des „nichtdirektiven ärztlichen Gespräches" geschaffen? *Reed* 1949, der den Terminus „Genetische Beratung" eingeführt hat, schrieb 1964: *The geneticist cannot indulge in directives.*

32 Jahre später wurde die *nondirectiveness* in den Code der ethischen Prinzipien für genetische Berater aufgenommen.

Doch lassen Sie mich die Frage stellen: Können Ärzte nichtdirektiv beraten?

Bevor ich antworte, gilt es weiterzufragen, was sind überhaupt die

Ziele der klinischen Genetik

Wie auch in anderen medizinischen Disziplinen, bemüht sich die klinische Genetik um die Gesundheit ihrer Patienten, ihres Nachwuchses und der zukünftigen Generationen der zu betreuenden Familie.

Jeder Mensch, jeder Familienangehörige, jede Partnerschaft mit Kinderwunsch erhofft sich Gesundheit und Intelligenz für die eigenen Kinder. So handle ich, handeln wir Ärzte nach gleichen Leitlinien: Wir bemühen uns um eine korrekte Diagnose, geben Informationen, Erklärungen, Vorstellungen zur Reproduktion, Vorhersagen zum Krankheitsverlauf und überwachen den Fortgang progressiver Leiden. In der Regel verändern diese Aktivitäten nicht die Physis unserer Patienten: Wir erteilen Ratschläge, aber verteilen keine Tabletten.

Hin und wieder können wir unsere Patienten diagnostisch anderen medizinischen Disziplinen überantworten, wenn aufgrund der übergeordneten Krankheit bösartige Tumoren oder kardiologische dramatische Probleme erwartet werden müssen (zum Beispiel *Peutz-Jeghers-* und *Marfan*-Syndrom).

Praxis der genetischen Beratung

Was passiert nun in unseren, besonders in Deutschland mit Argusaugen beobachteten Sprechstunden?

Seit der Deklaration von Helsinki ist es nicht erlaubt, irgendwelche Untersuchungen an Menschen vorzunehmen, ohne daß sie vorher informiert wurden und ihre willentliche Zustimmung gegeben haben. Zudem hat jeder das Recht, sich einer Information und Untersuchung zu verweigern. Aber, ein Patient, der „nein" zu einer wichtigen genetischen Information sagt und diese damit auch seinem Partner beziehungsweise seiner Familie verweigert, entschließt sich aktiv gegen Wissen und Entscheidungen weiterer Angehöriger. Auf dem ethischen Konsens, daß niemand für sich allein lebt, sondern in einem Netzwerk verantwortlicher Beziehungen lebt, ist es alarmierend, das Prinzip der Autonomie für Angehörige zu untergraben. Keines Menschen Recht existiert nur für ihn allein. Jedes Recht hat eine korrespondierende Pflicht. Das Recht, nicht zu wissen, darf nicht als ein absolutes ethisches Prinzip verstanden werden.

Das individuelle Recht, nicht zu wissen, muß gegen das Recht des mitbeteiligten Partners ausbalanciert werden.

Wenn ein Konflikt entsteht, ist das Recht zu wissen in meinen Augen höher zu stellen, als das Recht nicht zu wissen. Letzteres ist kein absolutes Recht. So sollte der Arzt mit weiteren Familienmitgliedern Kontakt aufnehmen, wenn dieser in die Kausalkette einer genetischen Grundkrankheit einbezogen scheint.

Nun hat die genetische Beratung ein weites Feld unterschiedlichster Fragestellungen zu bearbeiten:

In vorderster Front gilt es, diagnostisch auf einem hohen Niveau zu arbeiten. Genetische Beratungsstellen sind überwiegend diagnostisch ausgerichtet. Bis zu 85% unserer Patienten sind morphologisch auffällige Kinder bis zu 18 Jahren und/oder geistig retardierte Patienten bzw. progressive Krankheitsbilder aller Altersgruppen.

Gelingt eine diagnostische Zuordnung, erfolgt zuerst das aufklärende, inhaltlich sehr differenzierte Gespräch. Es gilt, *Mendel*sche Erbgänge zu erklären, multifaktorielle Ursachen zu definieren, Chromosomenstörungen zu erläutern, Stellung zu Verwandtschaftsbeziehungen zu nehmen, auch prädiktiv zu beraten, teratogenetische Noxen zu besprechen, Fehlbildungen unklarer Ursache prä- und postnatal zu klassifizieren.

Da in ca. $^2/_3$ aller Casus keine klare Zuordnung gelingt – „Dr. Allwissend ist tot" –, müssen fotografische, radiologische, zytogenetische, molekular(zyto)genetische, biochemische Untersuchungen je nach Fragestellung empfohlen, besprochen und zum Teil gleich am Ort durchgeführt werden.

Die Anbindung an universitäre Kinderkliniken mit dem breiten Spezialwissen der einzelnen Kollegen ist konsiliarisch erforderlich. Schließlich manifestieren sich bis zu 90% aller genetischen Erkrankungen bis zum 14. Lebensjahr!

Direktive versus nichtdirektive Beratung

Versuche, sich gegenseitig zu beeinflussen, sind allgegenwärtig: innerhalb der Familie, durch die Kirchen, durch andere religiöse Institutionen, durch die Schule, durch die Politik, durch andere professionelle Gruppen, durch Kaufleute, durch Reklame usw.

Patienten sind daran gewöhnt, direkt von ihrem Arzt des Vertrauens untersucht, beraten und behandelt zu werden. Sie sind meist einverstanden und beruhigt mit den Informationen und Maßnahmen sowie therapeutischen Strategien.

Nun spielt in der genetischen Sprechstunde das Wort „Prävention" eine große Rolle. Das führt zu den unvermeidbaren Diskussionen des *genetic engineering*, der pränatalen Diagnostik, der selektiven Schwangerschaftsunterbrechung. Letztere ist aber auch aktuell nach endokriner in vitro-Fertilisation und Mehrlingsschwangerschaften. – Vergessen wir aber auch nicht die 300.000 getöteten Feten pro Jahr aus sozialer Indikation in Deutschland.

Selbst Krankenkassen fragen nach den „therapeutischen Entscheidungen" – gemeint sind Unterbrechungen, wenn nach teurer Diagnostik die Frau nun doch nicht abortiert.

Versuchen wir, die Vokabel „Prävention" einmal anders zu verstehen. Es fällt leicht zu zeigen, daß in 100% jede Erkrankung umweltbedingt ist (AIDS, Hämochromatosen bei Thalassämien ...), andererseits sind alle Krankheiten ebenso gut genetisch festgelegt (Immunschwächen, Mukoviszidose ...). Oder: *We're all at risk for something* (*Beardsley* 1996). Diese fundamentale und mächtige Erkenntnis kann Bewegung in unsere Medizinvorstellungen bringen, das allgemeine Gesundheitsverständnis und die Gesellschaft zur Akzeptanz moderner genetischer Strategien in der Medizin *genetic makeup* bewegen, um auch Prävention genetischer Krankheiten, zum Beispiel wie die Diät bei Phenylketonurie oder Diabetes mellitus zu akzeptieren (soweit eine amerikanische Ansicht über Prävention, erarbeitet im Auftrag der amerikanischen Regierung).

Wie soll ich nun auf die Frage betroffener Eltern mit einem genetisch kranken Angehörigen antworten?

„Was würden Sie an meiner Stelle tun?"

Diese Frage stellen überwiegend intellektuell und sozial niedrig stehende Bevölkerungsgruppen.

Darf ich antworten: „Es gibt eine gute Chance, daß Sie ein anderes gesundes Baby haben können" oder wenn ich die Meinung meines Patienten mit den Worten unterstütze: „Ich denke, Sie haben eine richtige Entscheidung getroffen". –

oder ist es besser, wie folgt zu reagieren?

„Ich verstehe, das ist eine wirklich sehr sensible Angelegenheit".

Viele Gespräche münden in die Empfehlung einer pränatalen Diagnostik. Das ist doch direktiv. Und wie wahrscheinlich ist es, daß die Doktrin der Nichtdirektivität kippt, wenn die prädiktiven Tests in Vorbereitung einer in vitro-Fertilisation oder vor ICSI zuverlässig entwickelt sind? Wie stellen wir uns dann zu Krankheitsbildern, die sich spät manifestieren?

Natürlich müssen die Patienten auch wissen, daß genetische Tests mehrere Interessengruppen involvieren:

1. Den Patienten allein
2. Seinen Partner beziehungsweise seine Verwandten
3. Den Arzt und
4. Die Wissenschaftler

„Neutrality is not morality"

Nichtdirektivität, obwohl in den letzten Jahren von über 90% aller genetisch beratenden Institutionen geübt, ist – wie ich schon soeben gezeigt habe – nicht nur die einzige Verhaltensweise genetischer Fachärzte. Viele Ärzte sagen, daß es noch eine non-verbale Antwort in Gestik, Tonfall, Gesprächsführung gibt. Von 383 genetischen Beratern in den USA (1993) gaben 96% an, daß sie nichtdirektiv beraten, aber 72% erklärten, daß sie in dem einen oder anderen Punkt direktiv seien. Die Beratenen interpretieren Nichtdirektivität nicht als neutral, sondern als schweigende Zustimmung zu den von ihnen gewählten Aktivitäten. In über 50% erwarten die Patienten einen Ratschlag. Patienten, die direktiv beraten wurden, zeigten einen höheren Grad an Beruhigung. Eine 1997 publizierte weitere amerikanische Studie kommt zu dem Ergebnis, daß die Praxis der klinischen Genetik in den 90er Jahren nicht nichtdirektiv genannt werden kann. Keinesfalls wurde apologetisches oder moralisierendes Verhalten akzeptiert. Der Arzt ist auch nicht moralische Instanz, er ist medizinischer Experte. Kliniker bleiben eher neutral, wenn ihnen die Religion von Bedeutung ist. Überraschend zeigte die gleiche mexikanische Studie nach pränataler Diagnostik fetaler Fehlbildungen, daß Spezialisten über 37 Jahre mehr dazu tendierten, die Schwangerschaft zu erhalten, als die unter 37jährigen.

Einfluß der genetischen Beratung auf unsere Patienten

In einer finnischen (1988) und einer dänischen (1996) Studie gaben 62% von 791 Befragten beziehungsweise 43,5% von 628 Beratenen an, daß die genetische Beratung einen großen Einfluß auf ihr reproduktives Verhalten gehabt habe. Über 40% wollten gern den Standpunkt ihres Arztes wissen. Über 72% von 174 Paaren wünschten eine erneute Gravidität, selbst wenn eine schwere genetische Erkrankung des ersten Kindes vorlag. Allerdings lehnten 47% der Eltern eine erneute Gravidität ab, wenn das Risiko über 15% und keine pränatale Diagnostik möglich ist. Umgekehrt stimmten also 53% einer erneuten Gravidität unter der Präventionsmaßnahme einer pränatalen Diagnostik zu (*Somer* 1988, *Frets* 1990).

Grundsätzliche Unterschiede zur Reproduktion gab es, wenn die Last der Schwere des erkrankten Kindes zeitlich abzusehen ist: Ist mit einem frühen Tod zu rechnen, wünschten die betroffenen Eltern sich häufiger ein weiteres Kind als wenn die Krankheit sich progressiv über viele Jahre bis Jahrzehnte hinzieht.

Wo stehen wir in Deutschland mit dem Angebot der direktiven pränatalen Diagnostik heute? 1980 wurden 3.053 Schwangerschaften aus „embryopathischer Indikation" abgebrochen, 1994 waren es nur noch 838.

Selbstverständlich achten wir bei allen unseren Gesprächen auf die Prinzipien der Autonomie des Patienten, respektieren seine privaten Entscheidungen, berücksichtigen seine ethno-kulturellen Traditionen und seinen sozialen Stand, adaptieren unsere hochspezialisierten Denkweisen an sein Verständnis, empfehlen gelegentliche weitere genetisch versierte Ärzte und Kliniken mit spezialisierten Kenntnissen und bieten wiederholte Vorstellungen bei uns an.

Öffentlichkeit und genetische Beratung

Trotz aller individueller Zuwendung hinsichtlich der medizinischen und genetischen Probleme unserer Patienten wissen wir, daß uns die Öffentlichkeit und insbesondere diverse Gruppen unterschiedlichster Standpunkte argwöhnisch und zum Teil diskriminierend beobachten. Eine Ethik-Industrie mit einer moralisierenden Lehnstuhlphilosophie (*armchair moral philosophy*) hat sich seit Jahren aufgemacht, direktiv in unser Arzt-Patienten-Verhältnis einzugreifen, zum Beispiel mit dem Slogan: *You are playing God*. Das führt vielleicht zu hohen rhetorischen Künsten, *but is low on impact*. Warum sprechen diese Instanzen nicht mit den Eltern betroffener Angehöriger?

Professor *Ludwig Honnefelder*, Direktor des Instituts für Wissenschaft und Ethik, sagte 1997 in einem Nature-Interview: „Wir folgen gegenwärtig schlicht dem Ratschlag der Deutschen Bundesärztekammer: Gerade jetzt wird die genetische Beratung durch Ärzte allein durchgeführt und nicht mit dem Ratschlag der Biologen, wie es gemeinhin anderswo üblich ist" (und etwa auch in Deutschland?).

Die neu erarbeiteten „Richtlinien zur pränatalen Diagnostik von Krankheiten und Krankheitsdispositionen" sind im Deutschen Ärzteblatt vom 11. Dezember 1998 publiziert worden. Darin haben wir festgeschrieben: „Die Mitteilung eines pathologischen Befundes an die Schwangere hat durch den behandelnden und/oder beratenden <u>Arzt</u> zu erfolgen."

Lassen Sie mich meine Überlegungen abschließen mit einigen Beispielen aus unserer Sprechstunde, zu denen Sie sich überlegen können, ob sie direktiv oder nichtdirektiv mit Ihren Patienten umgehen würden und bei Ihnen selbst ethische Konflikte entstehen, weil Ihre Patienten anders entscheiden als Sie fühlen oder denken. Es sind dies die klinischen Bilder von

1. Mucopolysaccharidose III A
2. *Niemann*-Pick, Typ C
3. *Tay-Sachs*
4. PD bei LKG-Spalte
5. *Ellis-van Creveld*-Syndrom bei Konsanguinität
6. Zyklopie bei Trisomie 13 und Holoprosenzephalie
7. Triploidie 69,XXY
8. Amnionbänder und Anenzephalie
9. Siamesische Zwillinge
10. *Larsen*-Syndrom
11. *Pena-Shokeir*-Syndrom, myogen
12. *Adams-Oliver*-Syndrom
13. *Cornelia-de Lange*-Syndrom
14. VACTERL-Assoziation
15. Rachischisis/Omphalozele
16. Anenzephalie
17. Inienzephalie
18. FFU-Komplex
19. Exogene Noxen: wie zum Beispiel Empfehlung eines Aborts nach Retinoiden in der Embryonalzeit 1 x in 20 Jahren

Schlußbetrachtungen

Lassen Sie mich schließen mit einem kürzlich verkündeten Grundsatzurteil zum Risiko einer genetischen Beratung: „Bei fehlerhafter genetischer Beratung, die zur Geburt eines genetisch behinderten Kindes geführt hat, können die Eltern von dem beratenden Arzt im Wege des Schadensersatzes den vollen Unterhaltsbedarf des Kindes verlangen, wenn sie bei richtiger und vollständiger Beratung von der Zeugung des Kindes abgesehen hätten." (BGB § 828 Aa, § 249 A; GG Art.1).

Das heißt für uns, erkennen wir zum Beispiel die Ursache einer Behinderung nicht – und das ist in $^2/_3$ unserer Patienten so –, haben wir nur von einem 5%igen Wiederholungsrisiko gesprochen, werden aber nun gezwungen – direktiv – 25% Wiederholungsrisiko zu nennen. Es könnte ja eine neue, noch unbekannte genetische Störung zugrunde liegen.

Damit wird das ärztliche Ethos des „nil nocere" juristisch zur Bürde für unsere Patienten.

Die Juristen nehmen offenbar in Kauf, daß sie direktiv in die Intimität des Arzt-Patienten-Verhältnisses eingreifen.

Schreibt Frau Dr. med. *Sigrid Planz-Kuhlendahl*, Ärztin für Neurologie, Psychiatrie und Psychotherapie, aus Offenbach im Deutschen Ärzteblatt Nr. 47 vom 20. 11. 1998 zum Gerichtsurteil des Bundesverfassungsgerichts 1994: „Dem Elternpaar wurde nicht von einer weiteren Schwangerschaft abgeraten".

Ich hoffe auf eine inhaltsreiche, wohlüberlegte und nicht aggressive Diskussion.

Literatur

Abbott, A.: Germany's past still casts a long shadow. Nature *389:* 660 (1997)
Abdulrazzaq, Y. M. et al.: A study of possible deleterious effects of consanguinity. Clin. Genet. *51:* 167 (1997).
Austad, T.: The right not to know – worthy of preservation any longer? An ethical perspektive. Clin. Genet. *50:* 85 (1996)

Bartels, D. M. et al.: Nondirectiveness in genetic counseling: a survey of practitioners. Am. J. Med. Genet. *72:* 172 (1997).

Baumiller, R. C. et al.: Code of ethical principles for genetics professionals: an explication. Am. J. Med. Genet. *65:* 179 (1996).

Beardsley, T.: Vitae data. Interview with Dr. Francis Collins. Scientific Am. *274:* 100 (1996).

Bernhardt, B. A.: Empirical evidence that genetic counseling is directive: where do we go from here? Am. J. Hum. Genet. *60:* 17 (1997).

Carnevale, A. et al.: Counselling following diagnosis of a fetal abnormality: Comparison of different clinical specialists in Mexico. Am. J. Med. Genet. *69:* 23 (1997).

Clarke, A., E. Parsons, A. Williams: Outcomes and process in genetic counselling. Clin. Genet. *50:* 462 (1996).

Frets, P. G. et al.: Factors influencing the reproductive decision after genetic counseling. Am. J. Med. Genet. *35:* 496 (1990).

Kessler, S.: Psychological aspects of genetic counseling. XI. Nondirectiveness revisited. Am. J. Med. Genet. *72:* 164 (1997).

Khoury, M. J.: Relationship between medical genetics and public health: Changing the paradigm of disease prevention and the definition of a genetic disease. Am. J. Med. Genet. *71:* 289 (1997).

Marteau, T., Drake, H., Reid, M. et al.: Counselling following diagnosis of fetal abnormality: a comparison between German, Portuguese and UK geneticists. Eur. J. Hum. Genet. *2:* 96–102 (1994).

Marteau, T., H. Drake, M. Bobrow: Counselling following diagnosis of a fetal abnormality: the differing approaches of obstetricians, clinical geneticists, and genetic nurses. J. Med. Genet. *31:* 864 (1994).

Michie, S. et al.: Nondirectiveness in genetic counseling: an empirical study. Am. J. Hum. Genet. *60:* 40 (1997).

Michie, S., T. M. Marteau, M., Bobrow: Genetic counselling: the psychological impact of meeting patients' expectations. J. Med. Genet. *34:* 237 (1997).

Reed, S. C.: Counseling in human genetics, Dight Inst. Bull. No. 6 Minneapolis 1949.

Reed, S. C.: Genetic counseling. In „Human Genetics in Public Health". Proceedings of Symposium on human genetics in public health. University of Minnesota, Aug. 9–11, p. 35. 1964.

Rothman, K. J.: Modern Epidemiology. Boston 1986.

Somer, M., H. Mustonen, R. Norio, R.: Evaluation of genetic counselling: recall of information, post-counselling reproduction, and attitude of the counsellees. Clin. Genet. *34:* 352 (1988).

Savage, R., D. Armstrong: Effect of a general practitioner's consulting style on patients' satisfaction: a controlled study. BMJ *301:* 968 (1990).

Lancet (editorial): The ethics industry. *350:* 897 (1997).

Richtlinien zur pränatalen Diagnostik von Krankheiten und Krankheitsdispositionen. Dt Ärztebl. *95*: A-3236–3242 (1998).

Anschrift des Verfassers:
Prof. Dr. med. Jürgen Kunze
Charité, Campus Virchow-Klinikum
Kinderklinik und Institut für Humangenetik
Leiter der Genetischen Beratungsstelle Berlin
Augustenburger Platz 1
D-13353 Berlin

Diskussion

Mücke (Homburg):

Ich möchte auf Ihre Ausgangsforumulierung, die *Non-directiveness* zurückkommen. Aus deutschen humangenetischen Instituten kam vor Jahren die Empfehlung, daß wir auf das Recht des Nichtwissens des Patienten Rücksicht nehmen sollten. Wie sehr sich das aber relativiert, wird uns bewußt, wenn wir auf etwas ganz anderes zurückgehen. Die häufigste Form geistiger Behinderung in unserem Lande ist die Alkoholembryopathie, die wir oft übersehen. Hier stellt sich die Frage der *Nondirectiveness* ganz besonders. Es zeigt sich, wie wenig Einfluß wir zur Zeit auf bestimmte Abläufe haben, zum Beispiel bei einer Schwangeren, die alkoholkrank ist, am Anfang ihrer Schwangerschaft steht und nichts unternehmen will und so mit Sicherheit ein geschädigtes Kind zur Welt bringen wird. Hier wird doch dieses Recht auf Nichtwissen in Frage gestellt. Wenn wir bedenken, daß jedes 300. Kind, das in Deutschland geboren wird, durch Alkohol geschädigt ist, ist die Relation immens.

Luft (Berlin):

Sie haben darauf hingewiesen, daß wir von dem „Druck" einer Ehtik-Industrie beeinflußt werden. Wie erklärt sich das, was soll das, und wie werden wir damit umgehen?

Kunze (Berlin):

In dem hier angesprochenen Arzt/Patienten-Verhältnis, auch in der klinisch-genetischen Beratung, fühlen sich viele Berufsgruppen hineingezogen und glauben, mitagieren zu müssen. Warum wird gerade von der genetischen Beratung gefordert, daß begleitende Psychologen/Psychotherapeuten/Biologen mitagieren sollen? Wir haben doch auch andere Probleme im Krankenhaus. Wie geht es denn dem krebskranken Kind, was macht der krebskranke Erwachsene, was macht der Transplantierte, warum hat nicht jeder Kranke einen Psychotherapeuten zur Hand? Vielleicht reicht aber auch nur das Händchen eines Bruders oder einer Schwester oder eines Freundes, um diesem Patienten zu geben, was er braucht: menschliche Wärme und Hilfe. Ich weiß nicht, wie sinnvoll es ist, wenn wir mit einem hochgestapelten Vokabular vor großen Gruppen, vor Patientengruppen unter Umständen stundenlang, tagelang, ja wochenlang um diese Probleme mit diesem Patienten diskutieren. Ich denke, das können doch auch intakte Familien und Freundeskreise.

Wir brauchen, glaube ich, soundsoviele Berufsgruppen in der Interaktion im pränatalen Bereich nicht. Es sei zugegeben, wenn ich mit Fieber im Bett liege, brauche ich Hilfe, dann bin ich froh, wenn jemand lieb zu mir ist und nett zu mir spricht; aber ich frage mich, ob es berufsbedingt jetzt eine Entwicklung geben soll, mit einem hohen Vorauskonsens die Schwangere dahin zu bringen, nicht zu abortieren, sondern ihr Kind zur Welt zu bringen.

Hansmann (Bonn):

Sie haben ein bißchen versteckt eine gute Botschaft gebracht, von der ich nicht weiß, ob sie richtig verstanden worden ist. Die Abnahme der eugenischen, der alten embryopathischen Indikation von 3.500 auf 837. Auf der anderen Seite haben Sie im Rahmen der Leitlinie zur Pränataldiagnostik so unterschwellig beklagt, daß bei Mitteilung einer Diagnose das der behandelnde Arzt tun soll. Ich weiß nicht, ob Sie hier beklagt haben, daß da nicht mehr steht „Fachhumangenetiker" oder der „Humangenetiker".

Kunze (Berlin):

Der Fachhumangenetiker ist Biologe. Er ist kein Facharzt.

Hansmann (Bonn):

Der Facharzt für Humangenetik: Es hat da lange Diskussionen darum gegeben in den Gremien, und wir sollten nicht übersehen, wieviel Verlagerungen stattgefunden haben seit Beginn der 80er Jahre. Auf der einen Seite haben wir viel mehr frühe Diagnostik, da wird gar nichts gezählt. Auf der anderen Seite haben wir heute nicht mehr eine große Zahl von Schwangerschaftsunterbrechungen auf dem Boden einer nicht definierten Angst, eines Laborbefundes, einer Medikamenteneinnahme, einer Infektion, die die Patientin vielleicht in der Schwangerschaft erlitten hat. Hier weisen gerade Zahlen aus England und Wales von *McKenzie* aus, wie dramatisch hier die Zahl der Schwangerschaftsabbrüche gesunken ist. Zum Beispiel waren es noch 750 zu Beginn der 80er Jahre pro Jahr in England, heute ist die Zahl im Jahr 1995 auf ganze 27 Fälle zusammengeschmolzen. Also noch 4%; 96% werden nicht mehr unterbrochen. Das beruht jetzt aber nicht auf der Beratung oder dem Ergebnis einer besseren Qualität der Beratung, sondern auf einer besseren Labordiagnostik. Auch den Fehler, den wir zu Beginn der DFG-Studie gemacht haben, daß hohe AFP-Werte zur Schwangerschaftsunterbrechung geführt haben, weil wir meinten, das Kind müsse was haben, bis wir gelernt haben, viele hatten nichts. Daß wir davon abgerückt sind, war ein wesentlicher Faktor zur Absenkung in dieser Gruppe, so daß wir heute tatsächlich sehr viel weniger – in der Größenordnung von 1.000 ist sicher richtig – Schwangerschaftsabbrüche dieser Art haben. Aber, ich denke, und das ist mein Gefühl, und da müßten Sie mir vielleicht eine Antwort geben, daß wir in einem Bereich relativ statisch geblieben sind, und das ist nämlich im Bereich der humangenetischen Beratung bei einer Aneuploidie. Da hat sich nach meinem Erlebnisstand für die Trisomien überhaupt nichts geändert, für 13 und 18 konnte sich nichts ändern, für 21 sehe ich kein anderes Verhalten in der Konsequenz und auch in dem Bereich jetzt, wo immer so ein bißchen angegeben wird, sie werden dann gerettet, die Triple X-Fälle und *Klinefelter*. Auch da sind die Zahlen nicht so überzeugend. Ich habe nicht das Gefühl, daß gerade unter den Intellektuellen die Akzeptanz eines Triple X in irgendeiner Form gestiegen ist auf dem Boden einer qualitativ besseren Beratung durch den Facharzt für Humangenetik.

Kunze (Berlin):

Ich möchte zwei Antworten geben. Die erste: die Abnahme teratogener Noxen. Wir haben in 30 Jahren nur einmal – und das erst gerade vor einem Jahr – empfohlen, nach Medikamenteneinnahme (und es geht das Telefon jeden Tag in so einer Millionenstadt) die Schwangerschaft zu beenden: die Frau hatte aus unüberlegten Gründen von einem jungen Dermatologen Retinoide bekommen.

Zur Frage der Aneuploidien: Das Kind mit Down-Syndrom hat in den letzten Jahrzehnten vielleicht in unserer Population eine ganz andere Akzeptanz bekommen. Ich muß mich durchaus fragen, ob uns nicht in 10 oder 20 Jahren unsere nachfolgende Generation vorwerfen wird: „Was habt ihr damals alles an Diagnostik betrieben? Mußte das überhaupt noch sein?" Wir sehen, wenn wir aufmerksam durch die Stadt gehen, in der Öffentlichkeit diese Patienten, die sehr liebevoll von ihren Kindern begleitet werden, und wie es schon einmal vor 30 Jahren gesagt wurde: der Untergang der Welt droht eher vom Militarismus und von Technokraten als von Patienten mit Trisomie

21. Daß andere Anploidien wie das Triple X, der *Klinefelter*-Patient, bisher wenig beachtet wird, liegt vielleicht mit an den wenigen Prospektivstudien, die es dazu gibt, und weil es einen ethischen Konsens gibt, daß man Männer mit zwei Y-Chromosomen nach der Geburt nicht klinisch verfolgen kann. Ich kann kein Neonatalscreening über ein Jahr in einer großen Stadt machen und die Kinder 30 Jahre nachverfolgen. Oder die XXX-Frauen: Es gibt Studien, wie ich von unseren Biologen weiß, daß bis zu $^2/_3$ der *Klinefelter*-Patienten oder der XXX-Frauen zeitlebens gar nicht erkannt werden, weil sie ganz unauffällig unter uns sind. Wenn ich gefragt werde, wie ich zu diesem Problem stehe, muß ich die wenigen Prospektivstudien, die es in der *Birthdefects*-Reihe – vielleicht schon 10 Jahre veraltet, aber immerhin – noch gibt, sagen, in einem Vergleich zu einem Geschwisterkollektiv hat die XXX-Frau bis 20 IQ-Punkte weniger als ein Geschwister. Gut, wenn der 150 hat, dann hat der Betroffene immer noch einen IQ von 130. Ich kann es nicht individuell in einen Casus ummünzen. Aber diese Informationen muß ich geben; ich kann nicht in einem Brief schreiben, ich freue mich, Ihnen mitteilen zu können, daß Sie ein Kind mit 47,XXX erwarten.

Schwinger (Lübeck):

Herr Kunze, ich würde gern abschließend vielleicht die Brücke schlagen wollen zwischen Ihrem Credo, dem theoretischen Credo der nichtdirektiven Beratung und dem Dilemma, in dem Sie in der täglichen Praxis sind, da Sie einfach sagen: Kann ich denn einem Ehepaar eine nichtdirektive Beratung zukommen lassen, wo die Frau ein Kind mit Anencephalie erwartet?

Ich glaube, der Begriff der „nichtdirektiven Beratung" ist im Laufe der Jahre fälschlicher verstanden worden als er ursprünglich gemeint war. Bei nichtdirektiver Beratung sollen übergeordnete Beratungsziele keine Rolle spielen, zum Beispiel in Richtung auf eugenische Ziele oder eine direktive Beratung ausschließlich auf Grund religiöser Wertvorstellungen. Das ist das, was die nichtdirektive Beratung eben meint und was vermieden werden soll, und wie wir sie verstehen sollen. Daß wir im individuellen Fall unter Einbeziehung der psychosozialen Umstände der Ratsuchenden auch raten dürfen, erscheint mir klar. Aber, wenn wir prinzipiell diesen individuellen Ansatz haben, dann beraten wir natürlich auch nicht zielgerichtet in eine Richtung sondern immer den Umständen entsprechend. Ob wir das immer richtig machen oder nicht, das ist eine andere Frage. Der Begriff „nichtdirektive Beratung" stammt aus der Zeit, wo sich der Paradigmenwandel von der Eugenik hin zur individuellen Beratung vollzog. Ich glaube, daß nichtdirektive Beratung nicht so verstanden sein darf, wie Sie es ja auch formuliert haben, daß man nicht raten dürfe. Selbstverständlich bringen wir unsere Erfahrung und unsere Zuwendung in eine Beratung mit ein.

Genetisch bedingte Erkrankungen: Möglichkeiten der Diagnostik

Chr. Zühlke

Beim Menschen sind bisher über 2.000 Erkrankungen mit ausschließlich oder auch teilweise genetischer Ätiologie bekannt. Dabei werden Erkrankungen, die monogen entsprechend den *Mendel*schen Gesetzmäßigkeiten vererbt werden, von multifaktoriell bedingten Störungen, die neben genetischen auch äußere Ursachen haben, unterschieden. Auch Chromosomenaberrationen, Störungen der Chromosomenzahl oder -struktur sind für das Auftreten genetisch bedingter Krankheiten verantwortlich. Beispiele für die relativ seltenen monogenen Erkrankungen werden nachfolgend dargestellt. Zu den häufiger auftretenden multifaktoriell bedingten Störungen, auf die hier nicht näher eingegangen werden kann, zählen zum Beispiel Neuralrohrdefekte, Lippen-Kiefer-Gaumen-Spalten, angeborene Herzdefekte, Diabetes mellitus, Schizophrenien und manisch-depressive Erkrankungen.

Der Nachweis krankheitsverursachender Veränderungen innerhalb des menschlichen Genoms ist Gegenstand humangenetischer Diagnostik und Forschung. Auf molekularer Ebene wurden bisher drei Typen von Mutationen unterschieden:

- die Substitution, bei der einzelne Nukleotide gegeneinander ausgetauscht werden,
- die Deletion von einem oder mehreren Nukleotiden sowie
- die Insertion von einem oder mehreren Nukleotiden.

Während die Substitution keine Auswirkung auf den Leserahmen hat (*Missense-Mutation*) aber zu einem verkürzten Protein führen kann (*Stop-Mutation*), wird der Leserahmen durch eine Insertion oder Deletion häufig verschoben. In der Folge können die anschließenden Sequenzen kein funktionelles Genprodukt kodieren (*Nonsense-Mutation*). Darüber hinaus können diese Mutationen zu einem fehlerhaften Spleißen der RNA führen. Die Folge ist das Fehlen von Exonteilsequenzen, ganzen Exons oder auch das Einfügen neuer Exonsequenzen.

Dynamische Mutationen

Durch molekulargenetische Verfahren wurde in den vergangenen Jahren ein bis dahin unbekannter pathogenetischer Mutationstyp im humanen Genom entdeckt, der bisher bei keiner weiteren Spezies nachgewiesen wurde: die Verlängerung repetitiver DNA-Abschnitte, auch „dynamische Mutation" genannt. In der Regel werden diese repetitiven Basentripletts stabil von Generation zu Generation weitervererbt. Im expandierten Zustand zeigen sie jedoch eine ausgeprägte Instabilität bei der Transmission durch die Keimbahn. Dies resultiert in einem variablen Schweregrad und Erkrankungsalter auch innerhalb einer Familie. Dynamische Mutationen wurden seit 1991 für mindestens 14 Erkrankungen beschrieben (Tab. 1).

Der Begriff der dynamischen Mutation wird verwendet, um die Variabilität der Kopienzahl in repetitiven DNA-Sequenzen zu beschreiben. Das einzelne Motiv eines solchen *Repeats* ist in der Regel 3 bp (= 1 Trinukleotid) lang. Liegen diese repetitiven Sequenzen innerhalb oder in der Nachbarschaft aktiver Gene, so kann die Verlängerung des *Repeats* Auswirkungen auf die Transkription bzw. Translation des Gens oder auf die Funktion des Produktes haben. Für die Loci, an denen dynamische Mutatio-

Tab. 1   Trinukleotid-Repeat-Expansion im humanen Genom

	CHR.	REPEAT	REGION	NORMAL	EXPAND.
FraXA	X	CGG	5'	5–54	200–1000
FraXE	X	GCC	5'	6–25	200–1000
FraXF	X	GCC	?	6–29	300– 500
HK	4p	CAG	Exon	11–35	38– 100
SCA 1	6p	CAG	Exon	6–39	41– 81
SCA 2	12q	CAG	Exon	14–34	34– 64
SCA 3	14q	CAG	Exon	14–37	61– 84
SCA 7	3p	CAG	Exon	7–17	38– 130
DRPLA	12p	CAG	Exon	7–25	49– 75
SBMA	X	CAG	Exon	11–33	40– 62
OPMD	14q	GCG	Exon	6– 7	9– 13
FRDA	9q	GAA	Intron	9–30	120–1700
DM	19q	CTG	3'	5–30	200–4000
SCA 6	19p	CAG	3'	4–16	21– 27
SCA 8	?	CTG	3'	4–25	70– 170

Neben der chromosomalen Lokalisation ist das expandierte Triplett und seine Position im betroffenen Gen aufgeführt. Die Anzahl der *Repeats* in Normal- beziehungsweise expandierten Allelen ist angegeben. Genannt sind die fragilen Stellen A, E und F auf dem X-Chromosom (FraX), die Chorea *Huntington* (HK), die spinocerebellären Ataxien (SCA) Typ 1, 2, 3, 6, 7 und 8, die dentatorubrale-pallidoluysiane Atrophie (DRPLA), die die spinale und bulbäre Muskelatrophie (SBMA), die oculopharyngeale muskuläre Dystrophie (OPMD), die Friedreich-Ataxie (FRDA) und die myotone Dystrophie (DM).

nen auftreten, wurden sowohl die Normal-Allele als auch die expandierten Allele untersucht. Auch in den Normal-Allelen ist die Anzahl der *Repeat*-Kopien variabel. Bis zu einer bestimmten *Repeat*länge sind diese Allele jedoch stabil und nicht mit einem pathologischen Phänotyp verbunden. Nach Überschreiten einer genspezifischen Grenze werden die *Repeats* instabil und führen zur Manifestation einer Erkrankung.

Nachweisverfahren

Zum Nachweis von genetischen Veränderungen werden zahlreiche Verfahren eingesetzt, die inzwischen Routine in den Diagnostiklaboratorien sind:

• Chromosomenanalysen
• Fluoreszenz *in situ* Hybridisierungen
• PCR-Analysen
• Southern-Blot-Analysen
• Sequenzierungen
• RNA-Analysen
• Protein-Analysen

Voraussetzung für jede Form der Diagnostik ist die Kenntnis der zu untersuchenden Chromosomen, Gene oder Mutationen. Eine umfassende Untersuchung des gesamten Genoms ist zur Zeit nicht möglich.

Leitlinien zur molekulargenetischen Diagnostik[1]

Jede molekulargenetische Labordiagnostik im Rahmen medizinisch-genetischer Fragestellungen muß mit dem Angebot einer genetischen Beratung verbunden sein. Die

---

[1] Berufsverband Medizinische Genetik, 1996

Inanspruchnahme der Untersuchung ist freiwillig. Die Untersuchung darf nur mit Einwilligung der betreffenden Person bzw. des gesetzlichen Vertreters und unter Einhaltung der für ärztliche Maßnahmen geforderten Rahmenbedingungen (Aufklärungspflicht, Schweigepflicht, Datenschutz, etc.) durchgeführt werden. Die Einwilligung sollte nach Möglichkeit schriftlich erteilt werden. Der Patient kann jederzeit die Einstellung der Untersuchung verlangen.

Cystische Fibrose (CF)

Die CF ist die häufigste autosomal rezessiv vererbte Erkrankung in der europäischen Bevölkerung. Sie tritt mit einer Häufigkeit von 1:2.000 auf, die Heterozygotenfrequenz liegt bei 1:22. Die Isolierung des Gens im Jahr 1989 und der Nachweis von Mutationen hat zu einer wesentlichen Verbesserung der Diagnostik bei Betroffenen und heterozygoten Genträgern geführt.

Die progrediente Erkrankung betrifft vor allem das Bronchialsystem mit zäher Schleimbildung und häufigen Infektionen. Auch der Magen-Darm-Trakt kann durch Störungen des Pankreas betroffen sein. Pankreas-Insuffizienz tritt bei ca. 85% der Patienten auf. Das Gen für die CF, das auf Chromosom 7 (7q31.3) lokalisiert wurde, besteht aus 24 Exons und kodiert für einen Chlorid-Kanal in der Membran von Epithelzellen.

Für das Gen sind inzwischen über 600 Mutationen beschrieben worden. In Nordeuropa findet man jedoch bei 70% der Patienten eine Deletion von drei bp in Exon 10. An Position 508 fehlt die Aminosäure Phenylalanin (ΔF508). Fünf weitere Mutationen sind für etwa 15% der Veränderungen im CF-Gen verantwortlich.

Diagnostik

Die ΔF508-Mutation wird in der Regel durch Analyse von PCR-Produkten nachgewiesen. Auch für einige andere Mutationen wurden PCRs entwickelt. Eine vollständige Aufklärung kann u.U. durch Sequenzierung einzelner Exons erreicht werden.

Die molekulargenetische Diagnostik trägt zur Absicherung der klinischen Diagnose bei und ist hilfreich zur Klärung des Heterozygotenstatus von Risikopersonen und deren Partnern.

Muskeldystrophie Typ Becker (BMD) und Duchenne (DMD)

Die Muskeldystrophien vom Typ *Becker* und *Duchenne* werden X-chromosomal-rezessiv vererbt. Dementsprechend erkranken nur Männer, während Frauen den Gendefekt übertragen können, ohne selbst Symptome zu entwickeln. Die Inzidenz liegt bei ca. 1:3.500 bei Knaben.

In dem extrem großen Gen (2.400 kb), für das mehr als 79 Exons bekannt sind, treten häufig spontan Veränderungen auf (Neumutationsrate ca. 30%). Dabei findet man bei ca. 60% der Patienten Deletionen und bei ungefähr 6% Duplikationen. Für einen Teil der Betroffenen kann der genetische Defekt nicht mit einfachen Verfahren identifiziert werden.

Diagnostik

Bei der molekularen Diagnostik werden PCR, Southern-Blot, Protein-Test und *in situ* Hybridisierung (bei sehr großen Deletionen) angewendet. Dabei gilt der Nachweis einer Deletion als Bestätigung der klinischen Diagnose. Schwierigkeiten bereitet die direkte Diagnostik bei möglichen Konduktorinnen. Bei dieser Fragestellung wird in der Regel eine indirekte Genanalyse mit gekoppelten Markern durchgeführt.

Myotone Dystrophie

Die myotone Dystrophie (DM), auch *Curschmann-Steinert*-Syndrom genannt, wird durch ein instabiles, expandiertes (CTG)-*Repeat* im 3'-nicht-translatierten Bereich (3'-UTR) eines Protein-Kinase-Gens (DMPK) verursacht. Die DM ist mit einer weltweiten Inzidenz von 1:8.000 die verbreitetste muskuläre Dystrophie bei Erwachsenen. Die Klinik der Erkrankung ist sehr variabel und umfaßt Symptome wie Myotonie und fortschreitende Muskelschwäche, kardio-respiratorische Probleme, Kataraktbildung, vorzeitigen Haarausfall, endokrine Störungen und psychische Veränderungen. Obwohl diese Erkrankung in der Regel zwischen der 3. und 4. Lebensdekade auftritt (klassische Form), sind auch kongenitale Fälle bekannt, die einen wesentlich schwereren Verlauf zeigen. Die kongenitale Form weist eine hohe perinatale Mortalitätsrate auf. Kinder, die diese Periode überleben, entwickeln die klassischen Symptome bereits um das 10. Lebensjahr.

Bei nicht-betroffenen Personen finden sich 5 bis 35 (CTG)-*Repeats* im DM-Gen, bei Patienten mit milden Symptomen 50 bis 150, bei der klassischen adulten Form ca. 100 bis 1.000 und bei kongenitalen Fällen mehr als 2.000 (Tab. 1). In der Regel wird ein früheres Erkrankungsalter und ein schwerer Verlauf in aufeinanderfolgenden Generationen beobachtet. Mit dieser genetischen Antizipation ist ein Anwachsen der *Repeat*länge korreliert. Die steigende Expansion ist jedoch abhängig vom Geschlecht des betroffenen Elternteils. Kongenitale Fälle treten fast ausschließlich bei maternaler Vererbung der Mutation auf.

Diagnostik

PCR und Southern-Blot-Analysen führen in der Regel zu eindeutigen Aussagen. Mit steigendem Alter der betroffenen Person wächst jedoch das somatische Mosaik in Blutzellen, wodurch die Untersuchung erschwert wird.

Chorea Huntington

Bei den Erkrankungen, die durch expandierte CAG-*Repeats* hervorgerufen sind, werden klinisch in der Regel neurodegenerative Prozesse beobachtet. Die häufigste Erkrankung dieses Typs ist die Chorea *Huntington*. Betroffene zeigen neben den charakteristischen, unwillkürlichen Bewegungen zusätzlich psychiatrische Symptome und entwickeln im Verlauf der Erkrankung eine Demenz. Die Krankheit ist durch Zelluntergang, besonders im Putamen und Caudatum, gekennzeichnet. Sie verläuft progredient und führt in der Regel nach 15 bis 20 Jahren zum Tode.

Durch Expansion des Glutamin-Bereichs wird das Protein verändert und erhält eine (zusätzliche) bisher nicht vorhandene Funktion. Bei den Ursachen autosomal dominant vererbter Erkrankungen spricht man daher auch von *gain of function*-Mutationen, während rezessive Leiden durch den Verlust der Proteinfunktion (*loss of function*) hervorgerufen werden.

Das Gen für die *Huntington*-Krankheit wurde bereits 1983 auf dem kurzen Arm des Chromosoms 4 (4p-16.3) lokalisiert. 1993 wurden das Gen IT15 und die Mutation, die die Erkrankung verursacht, publiziert. Auf DNA-Ebene ist die Mutation durch eine Expansion der polymorphen (CAG)-Sequenz innerhalb des Gens charakterisiert. Kontroll-Chromosomen tragen 11 bis 35 Kopien des (CAG)-Trinukleotids im Gen IT15, während bei Betroffenen in diesem Gen mehr als 38 (CAG)-Tripletts enthalten sind. Die DNA-Sequenz (CAG) kodiert auf Proteinebene die Aminosäure Glutamin. Huntingtin, das 39 oder mehr aufeinander folgende Glutaminreste enthält, weist vermutlich eine veränderte Funktion auf und löst ab einem bestimmten Alter die Symptome einer Huntingtin-Krankheit aus. Huntingtin von Kontrollpersonen trägt im kritischen Bereich kürzere Glutaminabschnitte (< 34 Aminosäurereste), die nicht zu einer Erkrankung führen.

Diagnostik

Zur Abklärung bei klinischem Verdacht wird eine PCR durchgeführt. Da es sich um eine Erkrankung des Erwachsenenalters handelt, kann eine präklinische Untersuchung angeboten werden. Voraussetzung hierfür ist die Volljährigkeit des Ratsuchenden.

Fragile Stellen

Expansionen von (CGG)/(GCC)-Sequenzen können unter speziellen Kulturbedingungen fragile Stellen in Chromosomen induzieren und Ursache pleiotroper Erkrankungen sein. Jedoch verursachen nicht alle fragilen Stellen, die bisher bekannt sind, einen auffälligen Phänotyp. Beispielhaft sei hier das FraXA-Syndrom vorgestellt, eine der häufigsten Ursachen erblicher geistiger Behinderung.

Dem FraXA-Syndrom liegt eine *Repeat*-Expansion im 5'-Bereich des X-chromosomalen Gens FMR-1 zugrunde. Der klinische Phänotyp wurde 1943 durch *Martin* und *Bell* beschrieben (*Martin-Bell*-Syndrom). Betroffene Männer zeigen neben der geistigen Retardierung faziale Dysmorphien mit länglichem Gesicht, vorspringender Stirn, langer Nase und großen Ohren sowie eine Makroorchidie. Frauen mit der betroffenen Anlage können unauffällig bleiben, alle Grade von Lernbehinderung aufweisen oder ebenfalls geistig retardiert sein. Bei Betroffenen kann durch zytogenetische Untersuchungen bei geeigneten Kulturbedingungen eine fragile Stelle auf dem langen Arm des X-Chromosoms (Xq27.3) sichtbar gemacht werden. Die fragile Stelle besteht aus tandemartig wiederholten (CGG)-Tripletts. FMR1-Allele mit 5 bis 54 *Repeat*-Kopien wurden in der nicht-betroffenen Bevölkerung nachgewiesen. Bei „stillen" männlichen Überträgern (das heißt Individuen ohne Symptome) und unauffälligen heterozygoten Frauen finden sich ca. 50 bis 200 Kopien; diese Allele werden als Prämutation bezeichnet. Ihre Frequenz innerhalb der Bevölkerung liegt zwischen 0,4 und 0,9%. Sie können bei maternaler Vererbung auf über 1.000 Kopien expandieren und dann als Vollmutation die geistige Entwicklung des Betroffenen beeinflussen. In der Regel werden FMR-1 Allele mit mehr als 200 (CGG) methyliert und daher nicht exprimiert. Die Methylierung folgt der *Repeat*-Expansion und führt zum Verlust des FMR-1 Proteins, das hochkonservierte RNA-Bindungsdomänen trägt. Beim FraXA-Syndrom liegt demgemäß eine „loss of function"-Mutation vor. Dies wird bestätigt durch betroffene männliche Patienten, die statt einer *Repeat*-Expansion eine Deletion von Teilsequenzen oder des gesamten Gens aufweisen.

Die Vollmutation entsteht immer aus einer Prämutation, das bedeutet, es handelt sich um einen zumindest zweistufigen Prozeß. Die repetitive Sequenz expandiert erst nach der Bildung der Zygote in einer frühembryonalen Entwicklungsphase und zwar ausschließlich auf dem maternalen Allel. Bei den Betroffenen findet man ein Mosaik aus verschiedenen stark expandierten Allelen.

Diagnostik

Die Untersuchung wird angeboten bei unklarer mentaler Retardierung von Knaben. Die Länge der repetitiven Sequenz wird mit Hilfe der PCR und Southern-Blot-Analysen abgeschätzt. Bei positivem Ergebnis kann auch eine Untersuchung asymptomatischer weiblicher Risikopersonen sinnvoll sein.

Anschrift der Verfasserin:
Dr. rer. nat. Christine Zühlke
Institut für Humangenetik der
Medizinischen Universität zu Lübeck
Ratzeburger Allee 160
D-23538 Lübeck

Diskussion

Gortner (Gießen):

Ein kurzer Kommentar zur Prävalenz angeborener Fehlbildungen. Diese liegt doch etwas höher als die angegebenen Zahlen. Immerhin leidet 1% aller Kinder unter angeborenen Herzfehlern, die zum Teil hämodynamisch irrelevant sind, aber dennoch von der normalen Anatomie abweichen und als Fehlbildung bezeichnet werden müssen. Angeborene Fehlbildungen der Niere, ableitenden Harnwege liegen im Bereich von 0,5%, das sind insgesamt schon 1,5%. Es muß die Zahl nach oben korrigiert werden.

Mücke (Homburg):

Die Allergie, die Atopie, trifft heute jedes 4. Kind. Bei den Fehlbildungen hängt es immer sehr davon ab, wie die erhoben werden. Wir müssen zwischen kleinen und großen Fehlbildungen unterscheiden. Im Mainzer und im Magdeburger Register wurde eindeutig gesagt, 7% aller Kinder haben große Fehlbildungen, wenn man aktiv nach ihnen schaut, und 15% kleine.

Brand (Bielefeld):

Ich wollte ergänzend zu den Schwankungen der Raten darauf hinweisen, daß neben der Erfassung „aktiv/passiv" oft Prävalenz und Inzidenz synonym gebraucht werden. Inzidenz ist immer höher, da ja zum Beispiel auch Aborte gezählt werden müßten. Insofern ist es korrekt, bei Feten von Prävalenz zu sprechen, also, von den Fehlbildungen, die wirklich bei Geburt vorhanden sind.

N. N.:

Wie stellt sich die Humangenetik zur pränatalen Diagnostik der Chorea *Huntington*?

Zühlke (Lübeck):

In diesem Fall wäre ich sehr glücklich, wenn wir die Präimplantations-Diagnostik anbieten könnten, dann wären wir aus dem ethischen Problem heraus.

Kunze (Berlin):

Folgende Situation: Eine 63jährige Frau, deren Mann an Chorea *Huntington* verstorben ist, kommt mit ihrer 39jährigen Tochter, die auch eine Chorea *Huntington* hat und gravide ist. Pränatale Diagnostik ja oder nein? Soll sich die Mutter, die sich jetzt um ihren Mann gekümmert, um ihre Tochter gekümmert hat, auch um das zukünftige zu 50% betroffene neugeborene Kind bemühen? Wir haben eine pränatale Diagnostik gemacht. Das Kind war krank; die Mutter hat abortiert. Zweite Situation: ein 18jähriger junger Mann, noch Schüler, dessen Vater Chorea *Huntington* hat, hat ein 14jähriges Mädchen geschwängert. Die Mutter wünscht keine Schwangerschaftsunterbrechung bei ihrer Tochter. Wie gehen Sie vor? Wir haben diese Patientin einer anderen Institution überwiesen. Diese hat dem Mädchen vorgeschlagen, einen beginnenden Abort zu imitieren. Das hat sie getan, ist einer Gynäkologin zugeführt worden und hat dann abortiert. Das ist für uns der kriminelle Abort.

35

Screening auf genetische Erkrankungen: Pro und Contra

A. Brand

Die Thematik des Screenings ist eine originäre Aufgabe von *Public Health*, das Screening auf genetische Erkrankungen als eine spezielle Form des Screenings ist dementsprechend eine originäre Aufgabe von *Public Health Genetik* beziehungsweise *Community Genetics* (Synonyma).

Was genau ist Public Health, und was verbirgt sich hinter dem Begriff „Public Health Genetik" beziehungsweise „Community Genetics"?

Der Begriff *Public Health* wird im deutschsprachigen Raum häufig synonym mit dem Begriff „Gesundheitswissenschaften" angewandt. Dieses ist jedoch nicht ganz korrekt, denn Public Health umfaßt die Gesundheitswissenschaften (engl. *Health Sciences*) und darüber hinaus auch deren politische Umsetzung. Im Gegensatz zur Individualmedizin beschäftigt sich Public Health mit Gesundheit und Krankheit von Bevölkerungsgruppen und führt diesbezüglich Analysen für effektive und effiziente Lösungsansätze durch. *Public Health* steht jedoch nicht im Konflikt mit individueller Gesundheit. *Public Health* ist vielmehr überwiegend mit dem angemessenen Management kollektiver Gesundheitsprobleme befaßt, ohne individuelle Präferenzen und Bedürfnisse zu negieren (*Schwartz*, 1998). Bei den Analysen handelt es sich um Systeme der Gesundheitsförderung, der Krankheitsverhütung und der Krankheitsbekämpfung unter Berücksichtigung kultureller, medizinischer, ethischer, sozialer und ökonomischer Aspekte. So ist eine der zentralen Fragen der *Public Health*-Forschung die Frage nach dem gesellschaftlichen Bedarf an spezifischen Gesundheitsleistungen. Die kompetente Beantwortung dieser Frage setzt jedoch ein Wissen voraus, das sich aus vielen verschiedenen Fachbereichen wie etwa Biomedizin, Sozialwissenschaften, Psychologie, Ökonomie, Management- und Politikwissenschaften zusammensetzt. Es bedarf daher des Verständnisses für die zum Teil schwierigen Grundkonzepte und der Bereitschaft, interdisziplinär zu denken und zu arbeiten (*Brand*, 1999). Damit hängt auch die besondere Stellung von *Public Health* im Spannungsfeld zwischen fachlichen Erkenntnissen und politischer Realität zusammen.

Public Health Genetik beziehungsweise *Community Genetics* als ein Spezialgebiet von Public Health befaßt sich dementsprechend mit der Frage nach dem gesellschaftlichen Bedarf an spezifischen genetischen Gesundheitsleistungen. Klinische Genetik oder genetische Beratung an sich sind zum Beispiel keine originären Aufgaben von *Public Health Genetik* beziehungsweise *Community Genetics*. Hingegen klinische Genetik oder genetische Beratung als genetische Gesundheitsleistungen Minoritäten in der Gesellschaft zugänglich zu machen, wäre eine originäre Aufgabe *von Public Health Genetik* beziehungsweise *Community Genetics*.

Während im Ausland – und dabei insbesondere in den USA – die Humangenetik in *Public Health* längst etabliert ist, ist diese Integration in der Bundesrepublik Deutschland bislang nur ansatzweise erfolgt. Dieses wird unter anderem daran deutlich, daß sowohl der Begriff als auch das Spezialgebiet *Public Health Genetik* beziehungsweise *Community Genetics* als eigenständiger Bereich von Public Health in Deutschland noch nicht verankert ist. Um dies zu erreichen, bedarf es einer neuen Art von *Public*

Health-Experten, die als Katalysatoren agieren, um die einzelnen Akteure auf den verschiedenen Ebenen zusammenzuführen, und die über das nötige vor allem auch humangenetische Wissen verfügen, um objektive Informationen über die Probleme und die praktischen Methoden zur Lösung bereitstellen zu können. Es bedeutet gleichzeitig aber auch, daß sich die Humangenetik der noch jungen Wissenschaft Public Health öffnen muß.

Das Screening auf genetische Erkrankungen ist ein klassisches Beispiel für eine Fragestellung aus dem Gebiet *Public Health Genetik* beziehungsweise *Community Genetics*. Weitere Fragestellungen sind beispielsweise die Auswirkungen des *Human Genome Project* auf die Gesellschaft, das Patentieren von Genen oder das besondere Verständnis von Prävention in *Public Health Genetik* beziehungsweise *Community Genetics*.

Was bedeutet Screening auf genetische Erkrankungen und was sind die Anforderungen an ein derartiges Screening?

Der Begriff Screening bezieht sich prinzipiell auf alle Erkrankungen und somit auch auf genetische Erkrankungen. Ein Screening, das auf genetischen Untersuchungsmethoden basiert beziehungsweise das nach Genotypen sucht, die zu erhöhten Risiken für genetisch bedingte Erkrankungen in einer symptomfreien Bevölkerung führen, bezeichnet man korrekter Weise als ein genetisches Screening. Ein Screening auf genetische Erkrankungen ist also nicht gleichbedeutend mit einem genetischen Screening, da das Screening auf genetische Erkrankungen im Gegensatz zum genetischen Screening sowohl nach Genotypen als auch nach Phänotypen (das heißt nach dem Erscheinungsbild) sucht. Dennoch werden diese beiden Begriffe häufig im deutschen Sprachgebrauch synonym verwendet.

Der Begriff „Screening" wurde erstmals 1951 von der *US Commission on Chronic Illness* definiert (*Last*, 1988). Nach dieser international gültigen Definition versteht man unter einem Screening das Testen auf Erkrankungen oder ihre Prädisposition in einer definierten Population zu einem Zeitpunkt, zu dem sich das Individuum klinisch noch gesund fühlt, mit dem Zweck, Morbidität und Mortalität durch frühzeitiges Erkennen und Behandeln zu verringern. Es handelt sich hierbei also keinesfalls um einen diagnostischen Test, sondern um eine Untersuchung, die investigative Nachuntersuchungen und Behandlungen erfordert.

Man unterscheidet verschiedene Typen des Screenings, die jeweils wiederum unterschiedliche Ziele verfolgen:

• Massenscreening (Screening einer definierten Gesamtpopulation)

• Multiples oder mehrphasiges Screening (Anwendung verschiedener Screeningprogramme für eine Situation)

• Gezieltes Screening (Screening von Gruppen mit einer definierten Exposition)

• Opportunistisches Screening beziehungsweise *Casefinding* (das zufällige Entdecken von Fällen zum Beispiel im Rahmen eines Arztbesuchs aus anderem Anlaß)

Während der „Triple-Test", der der Abschätzung eines individuell erhöhten Risikos für das Vorliegen einer fetalen Trisomie 21 dient, beispielsweise prinzipiell als Massenscreening (Population aller Schwangeren in der Bundesrepublik Deutschland) oder aber auch als gezieltes Screening (zum Beispiel ausschließlich Risikoschwangerschaften oder Schwangere einer definierten Altersgruppe) eingesetzt werden kann, handelt es sich bei dem gegenwärtigen Neugeborenen-Screening, dem *Guthrie*-Test, ausschließlich um ein Massenscreening (Population aller Neugeborenen in der Bundesrepublik Deutschland).

Um evaluieren zu können, ob ein Screening effektiv, effizient und damit auch sinnvoll ist, wurden 1968 von *Wilson* und *Jungner* (*Wilson & Jungner*, 1968) folgende zehn Evaluationskriterien definiert:

1. Große Relevanz der Erkrankung
2. Verfügbarkeit angemessener Behandlungsmöglichkeiten
3. Vorhandene Infrastruktur für Diagnostik und Behandlung
4. Erkennbares Latenz- oder frühes symptomatisches Stadium
5. Vorhandensein einer Screeningmöglichkeit, die die Zuverlässigkeitskriterien sowie die Validitätskriterien eines Screenings wie etwa große Meßgenauigkeit oder hohe Sensitivität und Spezifität erfüllt
6. Hohe Akzeptanz des Screenings
7. Bekannter Krankheitsverlauf
8. Einheitliche und eindeutige Definition der Zielgruppe
9. Kostengünstiges Screening in Relation zu möglichen medizinischen Gesamtkosten
10. Kontinuität des Screeningprogramms

Das 5. Kriterium spricht die Qualität eines Screeningprogramms an. Ihre Evaluation ist für die Interpretation von Screeningergebnissen und für die daraus resultierenden Konsequenzen von großer Bedeutung. Maßzahlen für die Qualität eines Screeningprogramms sind die beiden statistischen Parameter Zuverlässigkeit und Validität.

Die Zuverlässigkeit beziehungsweise Reliabilität wird durch die Präzision (Meßgenauigkeit) und die Erwartungstreue der Meßwerte (Wiederholbarkeit) beschrieben.

Die wesentlichen Validitätskriterien hingegen sind

- Sensitivität beziehungsweise *detection rate* (Anteil der Erkrankten, den der Test korrekt anhand eines positiven Testergebnisses erkennt)

- Spezifität (Anteil der Gesunden, den der Test korrekt anhand eines negativen Testergebnisses erkennt)

- falsch-positiv Rate (Anteil der Gesunden, der fälschlich anhand eines positiven Testergebnisses als krank eingestuft wird)

- falsch-negativ Rate (Anteil der Erkrankten, der fälschlich anhand eines negativen Testergebnisses als gesund eingestuft wird)

- positiver prädiktiver Wert beziehungsweise „Nachtestwahrscheinlichkeit" (Anteil der positiv Getesteten, der auch tatsächlich erkrankt ist)

- negativer prädiktiver Wert (Anteil der negativ Getesteten, der auch tatsächlich gesund ist)

Die prädiktive Wertigkeit als Maß für die Richtigkeit eines Testergebnisses hängt ganz entscheidend von der Prävalenz beziehungsweise der „Vortestwahrscheinlichkeit" der zu screenenden Zielkondition in der Population ab. Ist die Prävalenz einer Erkrankung in der Population niedrig, so hat ein Test mit einer hohen Sensitivität eine hohe negative prädiktive Wertigkeit. Ein negatives Testresultat erlaubt die Zielkondition mit hoher Sicherheit auszuschließen. Die Wahrscheinlichkeit, daß ein positives Testergebnis auch richtig positiv ist, nimmt mit steigender Prävalenz der Zielkondition in der Population zu.

Sowohl in Zusammenhang mit dem „Triple-Test", bei dem die zu screenende Zielkondition der Trisomie 21 eine niedrige Prävalenz in der Schwangerenpopulation aufweist, als auch in Zusammenhang mit dem *Guthrie*-Test, bei dem die zu screenenden Zielkonditionen (angeborene Stoffwechselstörungen und Endokrinopathien) ebenfalls jeweils eine niedrige Prävalenz in der Neugeborenenpopulation aufweisen, bedeutet das, daß die Wahrscheinlichkeit für falsch-positive Testergebnisse relativ hoch ist.

Ein valides Screening muß eine hohe Sensitivität haben, um die wenigen Erkrankungsfälle auch tatsächlich erfassen zu können und um nicht etwa durch ein falsch-negatives Ergebnis ein unhaltbares Sicherheitsgefühl zu evozieren. Gleichzeitig ist eine hohe Testspezifität erforderlich, um die Anzahl der falsch-positiven Testergebnisse und die unerwünschten Folgen wie etwa *Labelling*effekte oder kostenintensive Zweit- beziehungsweise Zusatzuntersuchungen auf ein Minimum zu beschränken. Als *Labelling*effekte bezeichnet man die psychologischen Auswirkungen von Screeninguntersuchungen wie beispielsweise eine unnötige Krankheitsrolle oder im Falle des „Triple-Tests" das unnötige Auslösen von Ängsten bei den betroffenen Schwangeren.

Screeningtests mit gleichzeitig hoher Sensitivität und hoher Spezifität stellen den Idealfall dar. In der Praxis muß jedoch oftmals ein Kompromiß zwischen Sensitivität und Spezifität gefunden werden, da die Grenze zwischen gesund und krank in der Regel nicht definitiv feststeht. Ferner muß auch der prädiktive Wert berücksichtigt werden, da in bestimmten Situationen trotz hoher Sensitivität und Spezifität ein Screening nicht zwingendermaßen sinnvoll sein muß. Dies kann der Fall sein, wenn die Prävalenz der Zielkondition in einer Population sehr niedrig ist. Der positive prädiktive Wert ist in diesem Fall sehr niedrig. Aufgrund ihrer oftmals starken Schwankungen (insbesondere bei seltenen Erkrankungen) hat deshalb die Prävalenz mehr Einfluß auf den Wert eines Screeningprogramms als Sensitivität und Spezifität.

Welche Kriterien für ein Screeningprogramm geeignet sind, hängt letztlich davon ab, welche Folgen die Identifizierung falsch-negativer und falsch-positiver Werte hat.

Die drei Schlüsselfragen, die bezüglich der Implementation eines Screeningprogramms und somit auch bezüglich „Pro" oder „Contra" eines Screenings auf genetische Erkrankungen kritisch und umfassend beantwortet werden müssen, lassen sich folgendermaßen formulieren (*Gray*, 1998):

1. Überwiegen die Chancen gegenüber den Risiken beziehungsweise ist der Nutzen größer als der Schaden?
2. Ist das Screeningverfahren auf die lokalen Gegebenheiten übertragbar beziehungsweise ist es sinnvoll, das Screeningverfahren im eigenen Land (zum Beispiel in der Bundesrepublik Deutschland) zu implementieren?
3. Ist die Qualität des Screeningprogramms adäquat?

In der Bundesrepublik Deutschland werden bislang zur Beantwortung dieser Schlüsselfragen die bereits beschriebenen von *Wilson* und *Jungner* formulierten und international anerkannten Grundsätze zugrundegelegt. Mehr noch, diese Grundsätze sind im SGB V § 25 Abs. 2 auch für die Übernahme von Leistungen durch die Gesetzliche Krankenversicherung verbindlich gemacht worden.

Sind die Evaluationskriterien von *Wilson* und *Jungner* erfüllt, dann liegen Argumente für ein „Pro" hinsichtlich des sinnvollen Screenings auf genetische Erkrankungen auf der Hand.

So ist beispielsweise das Hypothyreose-Screening im Rahmen des *Guthrie*-Tests in den Leistungskatalog der gesetzlichen Krankenversicherung aufgenommen worden. Das Screening erfüllt vor allem den Zweck, betroffene Neugeborene in den ersten Lebenstagen zu erkennen und behandeln zu können. In diesem Sinne ist das Screening ohne Frage eine erfolgreiche Maßnahme, sowohl im Sinne einer Optimierung individueller Entwicklungsmöglichkeiten als auch aus ökonomischen Gründen.

Der Einsatz neuer biomedizinischer Technologien – insbesondere in Zusammenhang mit Screeningprogrammen auf genetische Erkrankungen – erfordert jedoch neue und umfassendere Evaluationskriterien und Evaluationsmethoden. Darüber hinaus muß geprüft werden, ob die bereits 1968 von *Wilson* und *Jungner* formulierten Paradigmen beziehungsweise Kriterien eines validen Screenings überhaupt noch Gültigkeit besitzen und ob sie modifiziert werden müssen.

Screeningverfahren auf genetische Erkrankungen und dabei vor allem auch das pränatale und das postnatale Screening stellen einen Sonderfall des Screenings mit spezifischen Merkmalen wie beispielsweise Komplexität genetischer Informationen, Problem der Validität der Informationen von Angehörigen, Sensibilität der Thematik, legale und soziale Aspekte usw. dar.

Im Falle des pränatalen und postnatalen Screenings ist das Individuum selbst, das auf eine bestimmte Erkrankung gescreent werden soll, nicht in der Lage, sich für oder gegen das Screening mit all seinen Konsequenzen zu entscheiden. Die Entscheidung wird quasi stellvertretend von den Eltern getroffen, wobei die Entscheidung die jeweilige Einstellung der Eltern zu dem Screening und zu dem potentiell erkrankten Individuum widerspiegelt.

Es wird zudem immer eine Kluft zwischen der Tatsache „wie die Dinge sind" (zum Beispiel Verfügbarkeit eines Screeningprogramms für eine definierte Population) und dem Wunsch „wie die Dinge sein sollten" (zum Beispiel verantwortungsvoller Umgang mit dem verfügbaren Screeningprogramm beziehungsweise Schutz des Individuums im Rahmen des Screeningprogramms) bestehen. Diese Diskrepanz basiert auf den unterschiedlichen Perspektiven, die die verschiedensten involvierten Betroffenen („Akteure") in die Diskussion einbringen.

So kann unter dem übergeordneten und vorrangigen Ziel des Screenings beispielsweise eine Verbesserung der Technologie beziehungsweise des Screeningverfahrens an sich, eine Verbesserung der Beratungsmöglichkeiten oder aber auch eine Senkung der Häufigkeit der genetischen Erkrankung in der Bevölkerung verstanden werden. Da unter ethisch-menschlichen Gesichtspunkten jedoch immer das Individuum im Vordergrund stehen sollte, sollte die Technologie beziehungsweise das Screening eigentlich nur dazu da sein, das Individuum (direkt oder indirekt) in seinen Entscheidungen zu unterstützen, und nicht umgekehrt (*Abramsky*, 1994).

Voraussetzung hierfür ist eine umfassende Evaluation des jeweiligen Screeningprogramms.

Gibt es umfassendere Evaluationsmethoden als die Anwendung der von Wilson und Jungner formulierten Kriterien eines validen Screenings?

Die Methode *Health Technology Assessment* (HTA) im Bereich der medizinischen Versorgung bewertet in Form einer strukturierten Analyse neue oder bereits auf dem Markt befindliche Technologien unter medizinischen, finanziellen, sozialen und ethischen Kriterien und strebt durch die Einführung von Leitlinien die sinnvolle Anwendung medizinischen Fortschritts sowie die Steigerung von Effizienz und Effektivität und somit letztendlich eine Verbesserung der Gesundheit von Individuen beziehungsweise der Bevölkerung an (*Banta & Luce*, 1993).

Technologie kann in diesem Zusammenhang als die systematische Applikation wissenschaftlichen Wissens (Stichworte sind zum Beispiel *Critical Appraisal* (*Elwood*, 1998) und *Evidence-based Medicine* (*Sackett* et al., 1997)) beziehungsweise *Evidence-based Healthcare* (*Gray*, 1997) und anderen organisierten Wissens auf praktische Problemstellungen definiert werden. Das ehemalige *US Congress Office of Technology Assessment* definiert beispielsweise Arzneimittel, Geräte und Prozeduren, aber auch organisatorische und sonstige Systeme, in denen gesundheitliche Versorgung geleistet wird, als medizinische Technologien (*US Congress*, 1994). Der Terminus umfaßt also prinzipiell alle Interventionen, die Gesundheitsversorgung konstituieren und somit auch sämtliche Screeningverfahren.

Die umfassende Bewertung der Technologie setzt ein mehrstufiges Vorgehen voraus (*Perleth*, 1997):

- Identifizierung zu evaluierender Technologien einschließlich Abschätzung der möglichen beziehungsweise intendierten Wirkung der Evaluation im Rahmen einer strukturierten Prioritätensetzung

- Formulierung einer präzisen Fragestellung

- Ermittlung der verfügbaren wissenschaftlichen Evidenz (einschließlich Sicherheit und Risiken, Effektivität und Effizienz)

- Erhebung beziehungsweise Koordination der Erhebung zusätzlicher Primärdaten soweit notwendig, einschließlich Kosten

- Bewertung / Interpretation und Synthese der verfügbaren Evidenz (systematische Übersicht)

- Formulierung und Abstimmung von Schlußfolgerungen und Empfehlungen mit allen Beteiligten und Betroffenen

- Möglichst gezielte, das heißt anwenderbezogene Veröffentlichung der Ergebnisse (Disseminationsphase)

- Evaluation der Wirkung der Dissemination

Damit steht sowohl ein Instrument der externen Qualitätssicherung als auch ein unterstützendes Instrumentarium im Rahmen des Qualitätsmanagements zur Verfügung. Die Einführung von Leitlinien oder Standards in diesem Zusammenhang kann jedoch nur dann funktionieren, wenn sie auch mit formalem Recht verbunden ist beziehungsweise verbunden wird. Dieses wäre nicht nur durch eine entsprechende Verankerung im Sozialgesetzbuch, sondern auch durch eine Klarstellung im berufsrechtlichen Bereich denkbar.

Neben der Methode des HTA hat sich in den letzten Jahren zunehmend auch die Methode des *Health Needs Assessment* (HNA) international durchsetzen können (*Wright*, 1998). Während HTA primär von der Evaluation der Technologie ausgeht, setzt *Health Needs Assessment* bei dem Bedarf nach Versorgungs- und spezifischen Gesundheitsleistungen in einer definierten Bevölkerungsgruppe einer definierten Region hinsichtlich einer definierten Erkrankung an und prüft, ob dieser Bedarf insbesondere auch unter medizinischen, ethischen und ökonomischen Aspekten optimal abgedeckt wird. Bei diesem Ansatz ist es somit möglich, gerade auch die Norm- und Wertvorstellungen der Betroffenen umfassend benennen, bewerten und integrieren zu können, was die Entscheidungsfindung „Pro" oder „Contra" bezüglich der Anwendung einer Technologie wesentlich erleichtern kann. Gleichzeitig muß dieser Ansatz jedoch im Vergleich zum HTA aufgrund seiner Komplexität auch als schwerer durchführbar angesehen werden.

Da in der Bundesrepublik Deutschland in Zusammenhang mit dem Screening auf genetische Erkrankungen *Health Needs Assessment* bislang nicht diskutiert wird, soll an dieser Stelle ausschließlich auf die Bedeutung von *Health Technology Assessment* als Evaluationsmethode eingegangen werden.

Kann ein HTA zu Screeningverfahren auf genetische Erkrankungen die Entscheidungssituation der unmittelbar Betroffenen erleichtern beziehungsweise kann die Kompetenz aller Betroffenen hierdurch verbessert werden?

Diese Frage soll anhand der beiden Beispiele „Triple-Test" und *Guthrie*-Test beziehungsweise Neugeborenen-Screening verdeutlicht und in Ansätzen beantwortet werden.

Der Einsatz des „Triple-Tests" verfolgt die Intention, bei einer Schwangeren das individuell erhöhte Risiko für das Vorliegen einer fetalen Trisomie 21 abschätzen zu können. In der Bundesrepublik Deutschland wird dieser Test in der Praxis jedoch als gezieltes Screening (überwiegend bei Schwangeren im Alter von 30 bis 35 Jahren) angewandt und oftmals auch als diagnostischer Test mißverstanden.

Das HTA zum „Triple-Test", dessen wesentlicher Bestandteil auch die von der Stiftung für das behinderte Kind unterstützte prospektive Studie zur Anwendung des „Triple-Tests" im Niedergelassenenbereich ist (*Hort & Schwinger*, 1997), kommt für die Bundesrepublik Deutschland unter anderem zu folgenden wesentlichen Ergebnissen und Schlußfolgerungen (*Brand*, 1999):

- Die Ergebnisse der anderen untersuchten Länder sind zum jetzigen Zeitpunkt nicht auf Deutschland übertragbar. Auch wenn die publizierten Validitätskriterien des Screenings in einigen Zentren in Deutschland erreicht werden, so sind die Rahmenbedingungen (zum Beispiel spezielle Expertise der Ärzte, standardisiertes Vorgehen bezüglich der angewandten Screeningstrategie, der verwendeten Serumparameter sowie der exakten Bestimmung des Gestationsalters, Infrastruktur beziehungsweise Beratungskapazitäten, Standardisierung der Laborqualität, Einbeziehen einer *Public Health*-Perspektive etc.) für ein sinnvolles Screeningprogramm für den Niedergelassenenbereich bislang nicht gegeben.

- Der „Triple-Test" ist in erster Linie als Angebot für jüngere Schwangere gedacht, für die die Risiken einer invasiven Diagnostik im Vergleich zu dem altersbedingt geringen Risiko für eine Trisomie 21 unverhältnismäßig hoch erscheinen. Er kann aber auch für ältere Schwangere eine Entscheidungshilfe für oder gegen eine invasive Pränataldiagnostik sein. Diese Strategie wird derzeit in Deutschland in der Praxis nicht verfolgt.

- Es kann die allgemeingültige Aussage gemacht werden, daß, wenn man die Strategie verfolgt, möglichst viele Fälle von Trisomie 21 pränatal erkennen zu wollen, der „Triple-Test" eine kosteneffektive Methode darstellt. Hinsichtlich der Standardisierung der Methoden einer ökonomischen Evaluation besteht jedoch ein großer Forschungsbedarf.

- Insbesondere ethische Kernfragen werden in Zusammenhang mit dem „Triple-Test" immer noch zu wenig diskutiert.

- Im Falle des „Triple-Tests" existiert eine klare Limitierung hinsichtlich des Nutzens von HTA: die dem HTA-Verständnis sowie den Entscheidungsträgern zugrunde liegenden Wert- und Normvorstellungen werden auch im Idealfall in irgendeiner Art und Weise stets direktiv sein.

Durch den *Guthrie*-Test im Rahmen des Neugeborenen-Screenings konnte der Schweregrad der untersuchten Erkrankungen in Deutschland zum Teil erheblich reduziert werden und somit vielen Neugeborenen eine fast normale Lebenserwartung (Beispiel PKU) ermöglicht werden. Zunehmende Testungenauigkeiten aufgrund vermehrter antibiotischer Therapien insbesondere in den perinatologischen Zentren und die zeitliche Vorverlagerung des Tests durch die Verkürzung der Krankenhausverweildauer nach unkomplizierter Geburt im Rahmen der Einführung der Fallpauschalen machen jetzt den Einsatz neuer Technologien erforderlich (*Hort & Brand*, 1997).

Als Methodik der Zukunft gilt in diesem Bereich die Tandem-Massenspektrometrie. Mit dieser voll automatisierten Technik können bis zu 34 verschiedene angeborene Stoffwechselstörungen gleichzeitig analysiert werden. Es entwickelt sich zur Zeit bereits ein Markt für das Neugeborenen-Screening mit dem entsprechenden Wettbewerb unter den Anbietern. Hierbei wird entscheidend sein, wieviele Analysen zu welchem Preis angeboten und nachgefragt werden und dies auch unabhängig von der teilweisen Kostenübernahme durch die Gesetzlichen Krankenkassen. Es wird zum jetzigen Zeitpunkt wichtig, in den Fachgesellschaften einen Konsens darüber zu erreichen, für welche angeborenen Stoffwechselstörungen ein Screening durchgeführt werden sollte.

Bislang liegt für Deutschland kein HTA zum Neugeborenen-Screening vor. Ausländische HTA-Berichte (insbesondere aus den UK) kommen jedoch unter anderem zu folgenden wesentlichen Ergebnissen und Schlußfolgerungen (*Pollitt* et al., 1997; *Seymour* et al., 1997):

- Die Tandem-Massenspektrometrie kann als Methodik der Zukunft im Rahmen des Neugeborenen-Screenings bezeichnet werden. Sie sollte jedoch komplementär zu radioimmunologischen Verfahren eingesetzt werden.

- Die radioimmunologischen Verfahren sollten weiterhin für das Screening auf Hypothyreose und Adrenogenitales Syndrom eingesetzt werden.

- Bei der Tandem-Massenspektrometrie handelt es sich um eine robuste Methode, die präzise ist, eine hohe Sensitivität hat und weder falsch-positive noch falsch-negative Testergebnisse liefert. Dennoch muß der Nutzen des Screenings bezüglich jeder einzelnen angeborenen Stoffwechselstörung geprüft werden.

- Bislang konnte im Rahmen der Tandem-Massenspektrometrie neben dem Nutzen hinsichtlich des Screenings auf PKU ausreichende Evidenz nur für den Nutzen eines Screenings auf einen MCAD-Mangel und auf Glutarsäureacidämie Typ 1 gefunden werden. Diese bisherigen Ergebnisse basieren jedoch auf geringen Fallzahlen.

- Der flächendeckende Einsatz der Tandem-Massenspektrometrie erfordert weitere begleitende prospektive Studien zur Evaluation des Neugeborenen-Screenings.

Sowohl an den HTA-Empfehlungen zum „Triple-Test" als auch an denen zum Neugeborenen-Screening wird deutlich, daß die Methode des *Health Technology Assessment* prinzipiell ein geeignetes Instrumentarium ist, um die Qualität eines Screeningverfahrens einschließlich der Chancen und Risiken umfassend und objektiv beurteilen zu können. Die Ergebnisse liefern wiederum die Basis für eine Entscheidungsfindung „Pro" oder „Contra" nach kompetenter, umfassender und non-direktiver Beratung der Betroffenen.

Welche Konsequenzen lassen sich aus HTA-Berichten angesichts des Einsatzes neuer Technologien bezüglich des Screenings auf genetische Erkrankungen ziehen? Welche Limitierungen gibt es?

Eine Modifizierung der von *Wilson* und *Jungner* formulierten Evaluationskriterien eines validen Screenings ist insbesondere auch durch den Einsatz neuer Technologien im Rahmen des Screenings auf genetische Erkrankungen erforderlich geworden. So müssen beispielsweise Aspekte der Lebensqualitätserhöhung Betroffener als Folge eines vereinfachten *Disease*-Managements Berücksichtigung finden. Ferner müssen die Probleme sozialer und legaler Natur, die für Betroffene entstehen, wenn sie ein Screeningverfahren nicht in Anspruch nehmen wollen, ebenso minimiert werden wie ein Mißbrauchspotential.

Neben der Notwendigkeit einer Modifizierung der Screeningkriterien – auch unter dem Gesichtspunkt, daß dadurch eine Möglichkeit für die Bundesrepublik Deutschland geschaffen wird, weitere sinnvolle genetische Screeningverfahren in den Leistungskatalog der gesetzlichen Krankenversicherung aufzunehmen – bleiben jedoch Bedenken auf folgenden drei Ebenen bestehen: auf individueller, auf politischer und auf kommerzieller Ebene.

1. *Die individuelle Ebene:*

Auch unter gesundheitspolitischen Aspekten ist es ethisch nicht vertretbar, individuelle Präferenzen nicht in die Überlegungen zur Implementation eines Screeningprogramms miteinzubeziehen. So sollte prinzipiell verschiedenen Screeningstrategien im Sinne eines Entscheidungsbaumes (*decision tree*) anstelle nur einer uniformen „Strategie für alle" der Vorzug gegeben werden (*Fletcher* et al., 1995). Derartige Entscheidungsbäume benennen und analysieren alle denkbaren Szenarien bezüglich der Implementation einer Technologie. Sie basieren auf dem Verfahren, verschiedene Optionen bezüglich ihrer möglichen Resultate im Sinne von *outcomes* miteinander zu vergleichen. Dabei werden nicht nur Kriterien wie Effektivität, Verfügbarkeit und Effizienz des jeweiligen Screeningverfahrens, sondern zum Beispiel auch die Minimierung falsch positiver Ergebnisse oder die Nebenwirkungen einer weiterführenden Diagnostik berücksichtigt. Die Entscheidung „Pro" oder „Contra" eines Screenings auf eine genetische Erkrankung im Individualfall kann jedoch letztendlich nur bei den Betroffenen selbst liegen. Voraussetzung hierfür ist wiederum die kompetente und auf evidenten Informationen basierende umfassende Beratung und Entscheidung (*informed choice*) der Betroffenen. Ein „Nicht-Wissen-Wollen" kann in diesem Zusammenhang auch „ein Schritt zurück nach vorn" bedeuten.

Es darf gleichzeitig aber auch nicht aus dem Blickwinkel geraten, welche Positionen in der Gesellschaft bezogen werden und welche gesellschaftlichen Norm- und Wertvorstellungen dominieren: es besteht der Bedarf, einen neuen Wertekodex in der Gesellschaft zu definieren. So übernimmt beispielsweise in der heutigen Zeit der Einzelne mehr Verantwortung als früher und trägt allein die Konsequenzen seiner Handlungen und Unterlassungen.

Ein Weg, aktuelle gesellschaftliche Norm- und Wertvorstellungen in ein *Health Technology Assessment* zu integrieren und hierdurch zu erreichen, daß die Implementation der Technologie nicht länger fast ausschließlich *market driven*, sondern insbesondere *social driven* ist, ist ein Assessment der Wert- und Normvorstellungen in der Bevölkerung bezüglich der zu evaluierenden Technologie. Eine Methode des Assessments könnte beispielsweise eine Befragung von Fokusgruppen darstellen.

Dieses ist bislang weder diskutiert noch versucht worden und ist somit ein ganz neuer Aspekt und Ansatz im Rahmen der bereits etablierten Methode *Health Technology Assessment*.

2. *Die politische Ebene:*

Auf politischer Ebene bestehen insbesondere Bedenken, daß das Ausrichten auf die genetische Erklärungsweise von Gesundheitsproblemen für die entsprechenden Präventions- beziehungsweise Behandlungsstrategien zur Folge haben könnte, daß sich die Gesundheitspolitik auf das Auffinden dieser genetischen Faktoren ausrichtet und andere mögliche Entstehungsfaktoren wie etwa psychologischer, sozialer, kultureller und physischer Art vernachlässigt. Infolgedessen könnte beispielsweise der Fall eintreten, daß langfristig Versuche beziehungsweise Schritte zur Verbesserung sozialer Strukturen zurückgeschraubt werden würden.

3. Die kommerzielle Ebene:

Daß die Gefahr der Kommerzialisierung bereits Wirklichkeit geworden ist, wird am Beispiel Islands deutlich. Dort hat kürzlich (am 17. 12. 1998) ein privates pharmazeutisches Unternehmen die genetische Datenbank der gesamten isländischen Population, die aus 270.000 Einwohnern besteht, erworben (*Berger*, 1999). Damit hat das Unternehmen uneingeschränkten Zugang zu Informationen über den Gesundheitszustand der Gesamtbevölkerung Islands und hält zudem eine Monopolstellung bezüglich der Informationen für medizinisch-wissenschaftliche Fragestellungen und zum Management von Gesundheitsleistungen inne. *People are slowly beginning to understand the real implications of what could happen* stellt ein Epidemiologe der isländischen Gesellschaft zur Krebsbekämpfung fest.

Zusammenfassend läßt sich bezüglich eines „Pro" oder „Contra" des Screenings auf genetische Erkrankunken feststellen:

Der für eine Entscheidungsfindung „Pro" oder „Contra" notwendige Wissensstand ist mit der Einführung neuer Technologien insbesondere auf dem Gebiet der Humangenetik in den letzten Jahren zunehmend komplexer geworden.

Gleichzeitig stehen jedoch neue Evaluationsmethoden wie beispielsweise *Health Technology Assessment* und *Health Needs Assessment* aus dem Bereich der *Public Health*-Forschung zur Verfügung. Eine Herangehensweise an die komplexe und sensible Thematik des genetischen Screenings unter Nutzung dieser neuen „harten" Methoden ermöglicht eine Minimierung der Risiken hinsichtlich der Implementation neuer genetischer Screeningverfahren. Darüber hinaus lassen sich konkrete Chancen und Risiken formulieren, die dem Betroffenen bei der Entscheidungsfindung „Pro" oder „Contra" im Einzelfall helfen können.

Bei aller Angst und oftmals auch Hilflosigkeit angesichts der Errungenschaften der Humangenetik in den letzten Jahren existieren somit greifbare und objektive Möglichkeiten, mit diesem Wissen, das gleichermaßen enorme Chancen eröffnet wie Risiken beinhaltet, verantwortungsvoll umzugehen.

Literatur

Abramsky, L.: Counselling prior to prenatal testing. In: *Abramsky, L., J. Chapple* (eds.): Prenatal Diagnosis – The human side. London, 1994.
Banta, H. D., B. R. Luce: Health Care Technology and its Assessment. An International Perspective. Oxford Medical Publications Oxford, 1993.
Berger, A.: Private company wins rights to Icelandic gene database. BMJ *318:* 11, 1999.
Brand, A.: Die Evaluation des „Triple-Tests" als medizinische Technologie. Health Technology Assessment. Schriftenreihe des Deutschen Instituts für Medizinische Dokumentation und Information im Auftrag des Bundesministeriums für Gesundheit; Baden-Baden, 1999 (im Druck).
Brand, A.: Medizinisch-epidemiologische Arbeitsweisen der Gesundheitswissenschaften. In: *Hurrelmann, K.* (Ed.): Gesundheitswissenschaften. Berlin Heidelberg New York, 1999.
Elwood, M.: Critical Appraisal of Epidemiological Studies and Clinical Trials (2nd edition). Oxford, 1998.
Fletcher, J. et al.: Using decision analysis to compare polisies for antenatal screening für Down's syndrome. BMJ *311*: 351, 1995.
Gray, J. A. M.: Evidence-based Healthcare. How to Make Health Policy and Management Decisions. New York, 1997.
Gray, J. A. M.: Screening. Evidence-based Health Policy and Management *2*: 85 (1998).
Hort, A., H. Brand: Technology Assessment neuer Testverfahren im Neugeborenenscreening: vom Guthrie-Test zur Tandem-Massenspektrographie. Gesundheitswesen *59:* A79 (1997).
Hort, A., E. Schwinger: Der Triple-Test: Ein Beispiel für die Einführung einer nicht evaluierten Technologie in der Schwangerenvorsorge. Gesundheitswesen *59:* A79 (1997).

Last, J. M.: A Dictionary of Epidemiology (2nd ed). *Last, J. M.* for the International Epidemiological Association (Eds.). Oxford, 1988.

Perleth, M.: Mehr „Qualität und Wirtschaftlichkeit" im Gesundheitswesen durch systematische Evaluation medizinischer Verfahren? In: *Gerlinger T.* et al. (Eds.): Nach der Reform. Jahrbuch für Kritische Medizin Bd. 28, 1997.

Pollitt, R. J. et al.: Neonatal screening for inborn errors of metabolism: cost, yield and outcome. Health Technology Assessment 1 (7), 1997.

Sackett, D. L. et al.: Evidence-based Medicine. How to Practice and Teach EBM. New York, 1997.

Schwartz, F. W.: Public Health: Zugang zu Gesundheit und Krankheit der Bevölkerung, Analysen für effektive und effiziente Lösungsansätze. In: *Schwartz, F. W.* et al. (ed.): Das Public Health Buch – Gesundheit und Gesundheitswesen. München, 1998.

Seymour, C. A. et al.: Newborn screening for inborn errors of metanbolism: a systematic review. Health technology Assessment 1 (11), 1997.

US Congress: Identifying health technologies that work: Searching for evidence. Washington DC, 1994.

Wilson, J. M. G., G. Jungner: Principles of screening for disease. World Health Organization (WHO). Genf, 1968.

Wright, J.: Health Needs Assessment in Practice. London, 1998.

Anschrift der Verfasserin:
Dr. med. Angela Brand, MPH
Management im Gesundheitswesen
Fakultät für Gesundheitswissenschaften
Universität Bielefeld
Postfach 100131
D-33501 Bielefeld

Diskussion

Luft (Berlin):

Ich glaube, man muß erkennen, daß man erhebliche Probleme und Schaden auslösen kann mit diesen Screening-Programmen. Ein Beispiel wäre das Sichelzellanämie-Screening-Programm, das in den 70er Jahren in Amerika eingeführt wurde. Das hat zur Katastrophe geführt. Oder ein anderes Beispiel des Screenings: Prostata-spezifisches Antigen. Wenn jemand das an mir messen wollte, würde ich auf und davon laufen. Ich habe Kollegen, bei denen Laborergebnisse in einem Grenzbereich liegen. Denen wird dann zu multiplen Stanzen geraten – es hat sie nicht glücklicher gemacht, und es ist nicht gezeigt worden, daß es das Leben in irgendeiner Art und Weise verlängert hätte oder gar verbessert.

Genetische Disposition zu Tumorerkrankungen

H.-W. Stürzbecher

Durch die Einführung moderner molekulargenetischer Verfahren in die Tumorbiologie konnten in den letzten Jahren neue Konzepte entwickelt werden, die unser Verständnis der Entstehung von Krebserkrankungen wesentlich erweitert haben. Die Erkenntnis, daß eine Körperzelle auf ihrem Weg zur malignen Tumorzelle einen mehrstufigen Prozeß durchläuft, und daß Krebsleiden als Erkrankung der Gene verstanden werden müssen, sind zu Grundpfeilern der molekularen Medizin geworden[1]. Es muß zwischen zwei grundsätzlich verschiedenen Ausgangssituationen unterschieden werden. Entweder handelt es sich um Prozesse, die ausschließlich in somatischen Körperzellen ablaufen. Solche Veränderungen können ein Krebsleiden nur bei der betroffenen Person verursachen, für die nachfolgende Generation besteht die gleiche Wahrscheinlichkeit, an einem Tumor zu erkranken, wie bei der allgemeinen Bevölkerung. Beruht die Erkrankung jedoch auf Veränderungen in der Keimbahn, wird ein erhöhtes Krebsrisiko auf die Nachkommen weitergegeben. Etwa 10% aller Krebserkrankungen gehen auf eine solche erbliche Tumordisposition zurück. Der Anteil erblicher Formen ist bei einzelnen Tumorarten verschieden, von etwa 5 bis 10% beim Mammakarzinom bis etwa 40% beim Retinoblastom. Die meisten dieser Tumordispositionen folgen einem autosomal-dominanten Erbgang, das heißt in der Regel erkranken Familienangehörige in jeder Generation an Tumoren. Die Tatsache des dominanten Erbgangs in Kombination mit der Kenntnis der molekularen Veränderungen durch die neuen diagnostischen Möglichkeiten der Molekulargenetik eröffnen betroffenen Familien zum ersten Mal die Möglichkeit, Krebsdispositionen individueller Personen aufzudecken, bevor sich ein Tumor klinisch manifestiert. Alle Nachkommen eines Patienten mit Tumordisposition müssen generell als Personen mit erhöhtem Risiko eingestuft werden. Erst die molekulare Identifizierung der Keimbahnmutation bei diesem Patienten ermöglicht eine prädiktive genetische Diagnostik bei gesunden Verwandten. Verwandte, bei denen die molekulargenetische Untersuchung eine Keimbahnmutation nachgewiesen hat, tragen dieses erhöhte Risiko und können somit einem gezielten Früherkennungs- und Vorsorgeprogramm zugeführt werden. Verwandte, bei denen keine Keimbahnmutation gefunden wird, tragen nur noch das Risiko der allgemeinen Bevölkerung, an einem nicht-erblichen Krebsleiden zu erkranken[2]. Familiär bedingte Tumore treten in der Regel in früherem Lebensalter als sporadische Erkrankungen auf und gehen häufig mit einem spezifischen histopathologischen Erscheinungsbild einher. Erstmanifestationsalter und Anzahl der Erkrankten sind als Kriterien für die Annahme des Vorliegens einer erblichen Tumordisposition für die verschiedenen erblichen Tumorerkrankungen definiert worden, so zum Beispiel die Amsterdam und Bethesda-Kriterien für das hereditäre nicht-Polyposis kolorektale Karzinom (HNPCC) oder die Kriterien des Deutschen Konsortiums für den familiären Brust- und Eierstockkrebs[3].

Wir wissen heute, daß die Entstehung bösartiger Zellen in der Regel das Ergebnis der Akkumulation von Läsionen in sogenannten Tumorgenen ist, die letztlich zum Verlust der Kontrolle der Zellvermehrung führen. Es handelt sich um einen Mehrschrittprozeß, der mit einem Evolutionsprozeß verglichen werden kann[4]. Bevor ein Tumor mit bildgebenden Verfahren klinisch diagnostizierbar wird, hat die Ursprungszelle etwa 20 bis 25 Verdopplungen durchlaufen. Während dieser Zeit kommt es auf zellulärer Ebene zur Immortalisation, zum Verlust der Kontaktinhibition sowie zur Dedifferenzierung. Der wachsende Tumorzellverband entkommt der Kontrolle des Immunsystems. Das umgebende normale Gewebe wird infiltriert. Signale, die normalerweise den Zelltod auslösen, werden ignoriert. Die Nährstoffversorgung der Tumorzellen wird durch Induktion der Blutgefäßneubildung gesichert. Nur diejenigen Zellen, die eine für die Tumorentwicklung günstige Veränderung erfahren haben, werden der Selektion, die gegen das Heranwachsen maligner Zellen wirkt, entgehen[5]. Die Abfolge dieser Ereignisse wird auf molekularer Ebene durch Veränderungen von Genen ermöglicht, die an der Regulation der erwähnten Prozesse beteiligt sind[6]. Zum einen sind Gene betroffen, deren Produkte das Zellwachstum aktivieren (Onkogene[7, 8]), zum anderen sind inaktivierende Mutationen in Genen erforderlich, die die Vermehrung der Zellen hemmen (Tumorsuppressorgene[1]). Die dritte Gruppe umfaßt Gene, die an der Reparatur von Schäden im Erbgut beteiligt sind[9].

Zelluläre Onkogene entstehen durch Mutation aus sogenannten Protoonkogenen. Die Produkte von Protoonkogenen fördern das Wachstum normaler Zellen ausschließlich unter streng kontrollierten Bedingungen. Die Fähigkeit zur regulierten Stimulation der Zellvermehrung geht durch Veränderung dieser Gene verloren und führt dazu, daß das Genprodukt permanent aktiv ist und die Zellproliferation stetig fördert. Daher reicht bereits die Aktivierung einer Kopie (Allels) eines Proto-Onkogens für den Beginn der Tumorbildung aus[8]. Dies tritt allerdings in den meisten Fällen nur in somatischen Zellen auf. Es gibt bisher nur ein Beispiel für eine erbliche Tumordisposition, bei der ein verändertes Proto-Onkogen an die Nachkommen weitergegeben wird, nämlich das Ret Onkogen bei den Multiplen Endokrinen Neoplasien (Tab. 1[10]).

Die meisten erblichen Tumoren werden durch Störungen von Tumorsuppressorgenen charakterisiert. Betroffene Personen tragen als Hypothek eine bestimmte Läsion, die sie über die Keimbahn von Vater oder Mutter ererbt haben, in allen Zellen ihres Körpers. In aller Regel ist die vom anderen Elternteil ererbte Kopie des Gens intakt[11, 12]. Die Änderung nur eines Allels führt aber noch nicht zum Funktionsausfall des Genproduktes und zur Tumorentwicklung. Statistisch gesehen haben entsprechende Genträger jedoch ein hohes Risiko, daß auch die andere Kopie durch eine somatische Mutation seine Funktion verliert und damit einer malignen Transformation der Weg bereitet wird. Das erste isolierte Tumorsuppressorgen war das Rb Gen, dessen funktionelle Inaktivierung für das familiäre Auftreten des Retinoblastoms verantwortlich gemacht werden konnte[13]. In betroffenen Familien wird ein mutiertes Rb Allel an die Nachkommen vererbt. Erfolgt eine zusätzliche somatische Mutation des gesunden Allels so führt diese zum Ausbruch der Erkrankung. Dieser Verlust des zweiten Allels eines Tumorsuppressorgens wird durch chromosomale Mechanismen vermittelt und als Verlust der Heterozygotie (loss of heterozygosity, LOH) bezeichnet. Beim Retinoblastom beträgt die Wahrscheinlichkeit, daß auch das zweite Allel eine Mutation erfährt, etwa 90%[12]. Insgesamt wurden bisher für 18 erbliche Tumorformen 27 Tumorgene identifiziert (Tab. 1[2]). Tumorsuppressorgene können nach der Funktionsweise ihrer Genprodukte in zwei Klassen eingeteilt werden, die exemplarisch am Beispiel erblicher Formen des Darmkrebses erläutert werden sollen. Klinisch werden zwei unterschiedlich verlaufende Formen unterschieden: die familiäre adenomatöse Polyposis (FAP) und das hereditäre nicht-Polyposis kolorektale Karzinom (HNPCC). Als genetische Ursache der FAP wurde die funktionelle Inaktivierung des Produktes des APC Tumorsuppressorgens identifiziert. Bei der Mehrheit der Familien mit HNPCC wurde der Verlust der Fähigkeit zur Reparatur von Basenfehlpaarungen als Ursache der Tumorentstehung nachgewiesen. Patienten mit einer Keimbahnmutation in APC entwickeln Hunderte bis Tausende benigner Darmpolypen, ohne daß es zunächst zur Entstehung eines Karzinoms kommt. Erst nachdem zusätzliche genetische Änderungen aufgetreten sind entartet eines der bestehenden Adenome zu einem Karzinom.

Tab. 1   Krebserkrankungen als Folge einer genetischen Disposition

Erkrankung	Häufigkeit	Lebenslages Risiko (%)	Chromosom	Gen
Familiäres Retinoblastom	1:20.000	> 90	13q14	RB
Familiäre adenomatöse Polyposis (FAP)	1:10.000	90	5q21	APC
Hereditäre Form kolorektaler Karzinome ohne Polyposis (HNPCC, Lynch-Syndrom)	1:2.500	75–90	3p21–23 2p16	MLH1 MSH2
Familiärer Brust-/ Ovarialkrebs		80/60	17q21	BRCA1
Familiärer Brustkrebs		60	13q21	BRCA2
Li-Fraumeni-Syndrom (Weichteilsarkome, Hirntumoren, Brustkrebs, Osteosarkone, Leukämien)		90	17p13	P53
Multiple endokrine Neoplasie (MEN) Typ 1	2:10.000 bis 2:100.000	80	11q13	MEN1
Familiäres medulläres Schilddrüsenkarzinom, MEN Typ 2A und 2B	1:50.000	60	10q11	RET
Familiäres Melanom		65	9q21	CDKN2A (p16)
Neurofibromatose Typ 1	1:3.000 bis 1:4.000	5–10	17q11	NF1
Neurofibromatose Typ 2	1:33.000 bis 1:40.000	5–10	22q12	NF2
Gorlin-Syndrom, Basalzellkarzinom	1:55.600	99	9q22	PTCH
Von Hippel-Lindau- Syndrom	1:36.000	99	3p26	VHL
Familiärer Wilms-Tumor			11p13	WT1

Bei Personen mit genetischer Prädisposition für HNPCC hingegen bilden sich Adenome mit der gleichen Häufigkeit wie in der Normalbevölkerung. Allerdings weisen Adenomzellen mit einem Defekt in einem Mismatch Repair Gen eine 100- bis 1000fach höhere Mutationsrate auf. Dies führt zur raschen Akkumulation weiterer Mutationen und somit zu einer schnellen Progression. Aus dem unterschiedlichen klinischen Verlauf der beiden Erkrankungen wurde das Konzept entwickelt, daß an der Tumorentstehung zwei unterschiedliche Klassen von Tumorsuppressorgenen beteiligt seien. Das APC Gen wird der Klasse der „gatekeeper" zugeordnet. Die Produkte von Gatekeeper-Genen hemmen die Zellproliferation. Der Verlust dieser Funktion bewirkt eine vermehrte Zellteilung, wie sie beim klinischen Bild der FAP eindrucksvoll zu beobachten ist. Die vermehrte Zellteilungsaktivität ist die Grundlage für das Auftreten weiterer Mutationen, die letztlich zum malignen Tumor führen. Eine Mutation in einem „gatekeeper" führt zu einem permanenten Ungleichgewicht zwischen Zellteilung und Zelltod. Eine vollständige Inaktivierung des APC-Gens kann bereits in den frühesten Vorläuferläsionen nachgewiesen werden, so daß anzunehmen ist, daß der Verlust dieser Funktion von zentraler Bedeutung für die Tumorinitiation ist. Im Gegensatz hierzu beeinflußt der Defekt in HNPCC hauptsächlich die Tumor Progression, da hier mit der Mismatch Reparatur von DNA-Schäden eine Funktion ausgeschaltet ist, die für die Aufrechterhaltung der Integrität des Genoms der Zelle verantwortlich ist. Der Ausfall dieser Funktion bedingt eine erhöhte Mutationsrate in betroffenen Zellen, so daß die für die Karzinomentstehung notwendigen Mutationen in sehr kurzer Zeit auftreten. Dies erklärt den nur sehr kurzen Zeitraum zwischen dem Auftreten der ersten Vorläuferläsionen und der Entstehung des Karzinoms[9, 14].

Neue Arbeiten zeigen, daß dieses „gatekeeper-caretaker" Konzept der Tumorentstehung auch auf andere Tumorarten übertragen werden kann. Andere potentielle „gatekeeper" sind das Neurofibromatose Typ 1-Gen in Schwann'schen Zellen, das Rb-Gen beim Retinoblastom und das von Hippel-Lindau-Gen in Nierenzellen. Bekannte „caretaker"-Gene sind unter anderem die Nukleotidexzisionsreparaturgene bei Xeroderma pigmentosum, das ATM-Gen bei der Ataxia telangiectasia und wahrscheinlich auch die Gene BRCA1 und BRCA2 bei der erblichen Form des Brust- und Ovarialkarzinoms (Tab. 2[9]).

In ihrem Krankheitsverlauf und in der Prognose unterscheiden sich familiäre Erkrankungen nicht wesentlich von den sporadischen Formen. Wie oben ausgeführt treten familiär bedingte Tumoren in der Regel jedoch deutlich früher auf, da bereits ein von einem Elternteil geerbtes, defektes Allel eines Tumorsuppressors vorliegt. Es wird daher nur eine weitere somatische Mutation für die vollständige Inaktivierung des Genprodukts benötigt. Prinzipiell können jedoch sowohl in sporadischen Tumoren als auch in erblich bedingten die gleichen Tumorsuppressorgene verloren gehen. Daher sind Erkenntnisse aus der Molekulargenetik der sporadischen Tumore auch auf die Pathogenese der hereditären übertragbar und umgekehrt (Tab. 3). So ist zum Beispiel der Tumorsuppressor p53, der bei etwa der Hälfte aller spontaner Krebserkrankungen in mutierter Form vorliegt, auch für die erbliche Form des seltenen Li-Fraumeni-Syndroms verantwortlich. Aus Arbeiten mit transgenen Mäusen, in deren Keimbahn beide Allele des p53-Gens ausgeschaltet wurden, wissen wir, daß Mutationen im p53-Gen ursächlich an der Tumorentstehung beteiligt sind. Ohne ein funktionell aktives p53 Genprodukt sterben diese Mäuse zu einem sehr frühen Zeitpunkt an verschiede-

Tab. 2   Übersicht der an der Tumorentstehung beteiligten Genklassen

	Onkogene Immortalisierende und transformierende zelluläre Proteine	Tumorsuppressorgane	
		„caretaker"	„gatekeeper"
Funktionsmechanismus	Teil der Signaltransduktionskaskade	Sicherung der genomischen Stabilität	Negative Regulation der Zellproliferation
Für die Tumorentstehung entstehende Mutation	Eine, in einem Allel (dominant)	Zwei, je eine pro Allel (rezessiv)	Zwei, je eine pro Allel (rezessiv)
Auftreten der Mutation	Meist somatisch	Erblich oder somatisch	Erblich oder somatisch
Folge der Mutation	Aktivierung des Genproduktes	Funktionsverlust	Funktionsverlust
Beispiele	Wachstumshormone, Rezeptoren, G-Proteine, Proteinkinasen, Cycline, Transkriptionsfaktoren	Proteine, die an der Reparatur fehlerhafter DNA beteiligt sind	Proteine, die Transkriptionsfaktoren und Protoonkogene regulieren, Transkriptionsfaktoren

Tab. 3   Charakteristika familiärer und sporadischer Krebserkrankungen

	Erblich	Sporadisch
Genetischer Hintergrund	– Familiäre Häufung – Frühes Auftreten des Tumors – Multiple Tumoren bei einem Patienten – Segregation folgt einem Mendelerbgang	– Keine Keimbahn-mutationen – Spätes Auftreten des Tumors – Selten multiple Tumoren bei einem Patienten
Verursachende Genveränderungen	– Treten heterozygot in allen Körperzellen auf – Verlust der Heterozygotie in Tumorgewebe	– Treten nur in Tumor-geweben auf
Prädisponierende Gene	– Stammen aus der Gruppe der Tumorsuppressoren – Dieselben Gene können auch an der Entstehung sporadischer Formen der Erkrankung beteiligt sein	– Keine genetischen Prädisosition
Genetische Diagnostik	– Screening bei Mitgliedern aus Riskofamilien erscheint sinnvoll – Verfahren zur Mutations-analyse für die meisten beteiligten Gene verfügbar	– Screening von Familien-mitgliedern ist nicht sinnvoll

nen Tumoren und zeigen somit einen ähnlichen Phänotyp wie Patienten mit Li-Fraumeni-Syndrom[15–17].

p53 ist ein multifunktionales Protein, welches die zelluläre Antwort auf genotoxischen Streß auslöst und koordiniert. Seine biologischen Wirkungen basieren im Wesentlichen auf der Fähigkeit, sequenzspezifisch an DNA binden zu können und so als Transaktivator zu wirken. Hierdurch wird das Genexpressionsmuster der Zelle so verändert, daß ein Zellzyklusarrest eintritt bis der DNA-Schaden repariert ist oder der Tod der Zelle durch Apoptose eingeleitet wird („guardian of the genome" Modell[18]). Darüber hinaus spielt p53 eine direkte Rolle bei der DNA Reparatur, der Angioneogenese, der zellulären Seneszenz sowie der Zelldifferenzierung[19, 20]. Da der Verlust der p53 Funktion sowohl die Regulation der DNA Reparatur als auch die Eliminierung geschädigter Zellen durch programmierten Zelltod beeinträchtigt, sollte man erwarten, daß sich Tumore mit verändertem p53 besonders aggressiv verhalten. Betrachtet man das Spektrum der p53 Mutationen, die man in den verschiedenen Tumoren nachweisen konnte, so fällt auf, daß es sich in der Regel um Punktmutationen handelt, die zum Austausch einer einzigen Aminosäure führen, und daß diese Mutationen vorwiegend die Region des Gens betreffen, die für die DNA-bindenden Eigenschaften des Proteins kodieren[21]. Der Nachweis von Mutationen im p53 Gen kann nun zur frühzeitigen molekularen Diagnose eines Tumors dienen, wie das prominente Beispiel des posthumen Nachweises einer p53 Mutation im Harnblasenkarzinom des früheren amerikanischen Vizepräsidenten Hubert Humphrey beweist. Im Jahre 1967 wurden aufgrund von Blasenbeschwerden des Vizepräsidenten Untersuchungen durchgeführt, die letztlich aber nicht zur Diagnose eines Tumors führten. Erst 1976 wurde dann ein Harnblasenkarzinom diagnostiziert, an dem Herr Humphrey letztendlich verstarb. Eine Urinprobe von 1967 sowie Tumormaterial von 1976 wurden Anfang der 90er Jahre einem Forscherteam zugänglich gemacht. Dieser Gruppe gelang es, in der Urinprobe, die 9 Jahre vor der histopathologischen Tumordiagnose genommen worden war, dieselbe Mutation im p53 Gen wie im Tumorgewebe nachzuweisen[22]. Trotz dieses eindrucksvollen Belegs für die Aussagekraft molekulargenetischer Erkenntnisse, bleiben viele Fragen offen, die sich aus der Biologie des jeweiligen Tumorsuppressors ergeben. So scheinen zum Beispiel nicht alle Mutationen die Funktionalität des p53 Proteins im gleichen Maße zu beeinflussen, so daß anzunehmen ist, daß sich Tumorzellen mit unterschiedlichen Mutationen unterschiedlich verhalten können. Will man also prüfen, ob der p53 Status eines Tumors klinische Relevanz haben kann, so muß genau geprüft werden, welche p53 Mutation in dem betreffenden Tumor vorliegt. Andernfalls läuft man Gefahr, wichtige Einflüsse der p53 Mutationen auf das biologische Verhalten der Tumorzelle zu übersehen[23, 24].

Um abschließend beurteilen zu können, ob der p53 Nachweis tatsächlich prognostische Bedeutung besitzt, ist daher zunächst die Etablierung sensitiver und spezifischer Diagnoseverfahren erforderlich. Danach müssen diese Verfahren in groß angelegten klinischen Studien bezüglich ihrer Validität geprüft werden. Methodisch bietet sich für die Mutationsanalyse kleinerer Gene wie etwa p53 die DNA-Sequenzierung an, die mit modernen automatisierten Apparaturen eine praktikable und kostengünstige Alternative zu anderen Screening-Methoden darstellt. Wenn jedoch die zu untersuchenden Gene einen Umfang von bis zu 10.000 Basen kodierender Sequenz besitzen, wie das APC Gen (siehe Tab. 1), oder wenn Mutationen in verschiedenen Genen für eine Erkrankung verantwortlich sein können, wie beim HNPCC (siehe Tab. 1), so ist die routinemäßige, direkte Sequenzierung genomischer DNA derzeit immer noch zeitlich und finanziell zu aufwendig. Hieraus ergibt sich die Notwendigkeit, andere, vorgeschaltete Screening-Verfahren, die auf unterschiedlichen Ebenen verfügbar sind wie der Einzelstrang-spezifische Konformationspolymorphismus (SSCP), der „protein truncation test" (RT-PCR-PTT) und die Bestimmung der Mikrosatelliteninstabilität, anzuwenden. Generelles Problem dieser Verfahren ist jedoch, daß meist nur bestimmte Arten von Mutationen erfaßt werden und daß falsch positive wie falsch negative Befunde auftreten können[25]. Als neueste Entwicklung werden inzwischen sogenannte „GeneChip" assays für die Mutationsanalyse von p53 angeboten (Affimetrix), die für eine schnelle und akkurate Mutationsanalyse des gesamten kodierenden Bereichs von p53 geeignet sind. Auf einem quadratischen „p53 Probe Array" von etwa 12,8 mm Kantenlänge sind mehr als 50.000 verschiedene Proben der p53 Gensequenz aufgebracht, mit deren Hilfe alle möglichen p53 Mutationen in einer Tumorprobe nachgewiesen werden können. Die Zukunft wird zeigen, ob diese neuen Analysemethoden den bereits erprobten in bezug auf Validität, Geschwindigkeit der Analyse und Kosten überlegen sind. Es kann jedoch nicht angenommen werden, daß allein die Beurteilung des p53 Status eine genügend hohe prognostische Aussagekraft besitzen wird. Vielmehr ist damit zu rechnen, daß auch Tumore, die dieselbe p53 Mutation aufweisen abhängig vom jeweiligen genetischen Hintergrund ein unterschiedliches Wachstumsverhalten zeigen können. Der Nachweis einer p53 Mutation kann nur den Anfang einer Entwicklung darstellen, deren Ziel eine individuelle Tumordiagnostik mittels multipler molekularer Marker sein muß. In den nächsten Jahren könnte sich ein Szenario entwickeln, bei dem es basierend auf der Chip-Technologie möglich sein wird, Mutationsanalysen für eine Vielzahl relevanter Gene bei jedem Tumorpatienten durchzuführen. Diese wird dann ihrerseits die Basis künftiger individueller Therapieverfahren darstellen. Grundsätzlich ist festzuhalten, daß molekulargenetische Erkenntnisse es ermöglicht haben, daß heute für eine Vielzahl erblicher Tumorerkrankungen eine prädiktive Diagnostik verfügbar ist. Dies unterscheidet sich grundsätzlich von der gewohnten Situation in der Onkologie nach festgestellter Diagnose. Da sich sporadische Tumoren molekulargenetisch gesehen nicht wesentlich von hereditären Formen unterscheiden, ist für die Zukunft zu erwarten, daß molekulargenetische Verfahren auch Eingang in die klinische Diagnostik sporadischer Tumore finden werden. Das erste Ziel wird dabei sein, neue Prognosemarker zu entwickeln, um in der Folge Grundlagen für die Entwicklung neuer Therapieverfahren zu schaffen.

Literatur

[1]*Franks, L. M., N. M. Teich* (Eds.): Introduction to the cellular and molecular biology of cancer. Oxford University Press, Oxford, New York, Tokyo, 3. Auflage (1997).

[2]*Fearon, E. R.*: Human cancer syndromes: clues to the origin and nature of cancer. Science *278:* 1043 (1997).

[3]*Schmutzler, R. K.*: Die Bedeutung von Tumorgenen für die klinische Diagnostik und Therapie. Med. Gen. *10:* 259 (1998).

[4]*Vogelstein, B.* et al.: Genetic alterations during colorectal-tumor development. New Engl. J. Med. *319:* 525 (1988).

[5]*Devilee, P., C. J. Cornelisse*: Somatic genetic changes in human breast cancer. Biochem. Biophys. Acta *1198:* 113 (1994).

[6]*Bishop, J. M.*: Molecular themes in oncogenesis. Cell *64:* 235 (1991).

[7]*Varmus, H. E.*: The molecular genetics of cellular oncogenes. Ann. Rev. Genetics *18*: 553 (1984).

[8]*Hunter, T.*: Oncoprotein networks. Cell *88:* 333 (1997).

[9]*Kinzler, K. W., B. Vogelstein*: Lessons from hereditary colorectal cancer. Cell *87*: 159(1996).

[10]*Mulligan, L. M.* et al.: Specific mutations of the RET proto-oncogene are related to disease phenotype in MEN 2A and FMTC. Nature Genet. *1:* 70 (1994).

[11]*Knudson, A. G.*: Mutation and cancer: Statistical study of retinoblastoma. Proc. Natl. Acad. Sci. U.S.A. *68:* 820 (1971).

[12]*Vogel, F.*: Genetics of retinoblastoma. Hum. Genet. *52:* 1 (1979).

[13]*Weinberg, R. A.*: The retinoblastoma protein and cell cycle control. Cell *81:* 323 (1995).

[14]*Kinzler, K. W., B. Vogelstein*: Gatekeepers and caretakers. Nature *386:* 762 (1997).

[15]*Donehower, L. A.* et al.: Mice deficient for p53 are developmentally normal but susceptibly to spontaneous tumours. Nature *356:* 215 (1992).

[16]*Mao, J. H.* et al.: Stochastic modelling of tumorigenesis in p53 deficient mice. Brit. J. Cancer *77:* 243 (1998).

[17]*Varley, J. M., D. G. Evans, J. M. Birch:* Li-Fraumeni syndrome: – a molecular and clinical review. Br. J. Cancer *76*: 1 (1997).

[18]*Lane, D. P.*: p53, guardian of the genome. Nature *358:* 15 (1992).

[19]*Ko, L. J., C. Prives*: p53: puzzle and paradigm. Genes Develop. *10:* 1054 (1996).

[20]*Levine, A. J.*: p53, the cellular gatekeeper for growth and division. Cell *88:* 323 (1997).

[21]*Soussi, T.*: The p53 tumour suppressor gene: From molecular biolog y to clinical investigation. In: *Klijn, J. G. M.* (Eds.) ESO Scientific Updates Vol 1, Prognostic and Predictive Value of p53, Elsevier, Amsterdam, Lausanne, New York, Oxford, Shannon, Singapore, Tokyo, S. 3 (1997).

[22]*Hruban, R. H.* et al.: Molecular biology and the early detection of carcinoma of the bladder–the case of Hubert H. Humphrey. N. Engl. J. Med. *331:* 880 (1994).

[23]*Sjögren, S.* et al.: The p53 gene in breast cancer: Prognostic value of complementary DNA sequencing versus immunohistochemistry. J. Nat. Cancer Inst. *88:* 173 (1996).

[24]*Bergh, J.*: Determination and use of p53 in the management of cancer patients with special focus on breast cancer – a review. In: *Klijn, J. G. M.* (Ed.) ESO Scientific Updates Vol 1, Prognostic and Predictive Value of p53, Elsevier, Amsterdam, Lausanne, New York, Oxford, Shannon, Singapore , Tokyo, S. 35 (1997).

[25]*Ballhausen, W.*: Molekulare Screeningmethoden in der Humangenetik. Med. Gen. *10:* 313 (1998).

Anschrift des Verfassers:
Prof. Dr. rer. biol. hum. Horst-Werner Stürzbecher
Institut für Humangenetik
Medizinische Universität zu Lübeck
Ratzeburger Allee 160
D-23538 Lübeck

Genetische Beratung bei Tumorerkrankungen

B. Schlegelberger

Krebs ist eine genetische Erkrankung: In praktisch allen Tumorzellen lassen sich genetische Veränderungen nachweisen, die nach heutigem Verständnis für die Krebsentstehung verantwortlich sind. In den letzten Jahrzehnten wurde eine Vielzahl tumorassoziierter genetischer Veränderungen identifiziert (Abb. 1). Der Nachweis charakteristischer genetischer Veränderungen kann entscheidend dazu beitragen, einen malignen Tumor von histopathologisch ähnlichen, nicht malignen Erkrankungen abzugrenzen, eine möglichst detaillierte Diagnose des Tumortyps zu stellen, die Prognose abzuschätzen, eine am individuellen Risiko orientierte Behandlungsstrategie zu entwickeln und den Behandlungserfolg zu kontrollieren (Tab. 1).

Bei sporadischen Tumoren sind die genetischen Veränderungen auf die Tumorzellen beschränkt. Bei den erblichen Tumoren dagegen tragen alle Zellen, das heißt sowohl alle Körper- als auch die Keimzellen, eine Mutation in einem „Krebsgen". Diese Keimbahnmutationen prädisponieren zur Tumorentwicklung. Mutationsträger haben ein deutlich erhöhtes Risiko, einen bestimmten Tumor zu entwickeln. Dennoch erkranken auch bei den Mutationen, die mit einem sehr hohen Risiko verbunden sind, nicht alle Mutationsträger. Einzelne Familienmitglieder bleiben bis ins hohe Alter gesund, obwohl die gleiche Mutation vorliegt wie bei anderen Familienmitgliedern, die bereits in jungem Alter an Krebs erkranken. Die Gründe dafür sind unklar. Meines Erachtens wäre es ein lohnendes Forschungsfeld, die Einflüsse, wie zum Beispiel zusätzliche Erkrankungen (Virusinfektionen), Unterschiede im Lebensstil oder in psychologischen Bewältigungsstrategien, die mit der Häufigkeit und dem Zeitpunkt des Auftretens des Tumors korrelieren, herauszuarbeiten. Für die genetische Beratung ergibt sich die Konsequenz, daß den Ratsuchenden meist nur eine Wahrscheinlichkeit genannt werden kann, mit der sie bis zu einem definierten Alter an einem bestimmten Tumor erkranken werden.

Man geht heute davon aus, daß 5 bis 10% aller Tumoren überwiegend auf erblichen Faktoren beruhen. Neuere epidemiologische Daten weisen darauf hin, daß auch bei den Tumoren, zum Beispiel bei Hodentumoren, Melanomen, Leukämien oder Hirntumoren, die bisher als nicht-erblich angesehen wurden, genetische Faktoren eine wesentliche Rolle spielen. Der erbliche Einfluß bei diesen Tumoren ist sogar stärker als beim Mammakarzinom (*Offit*, 1998). Die Identifikation der verantwortlichen Gene ist nicht nur für die Familien mit einem erblichen Krebssyndrom von Bedeutung. Dieselben Gene können auch an der Entstehung und Progression der häufigeren sporadischen Tumoren beteiligt sein. Dies gilt z. B. für das Retinoblastomgen, das nicht nur beim erblichen Retinoblastom und Osteosarkom, sondern auch bei der Entstehung der chronisch lymphatischen Leukämie vom B-Typ in mehr als 50% deletiert ist, oder für das P16-Gen, das in Familien mit erblichen Hauttumoren identifiziert wurde, aber auch bei der Progression von Lymphomen eine Rolle spielt.

Über die Diagnostik von tumorassoziierten genetischen Veränderungen und von Keimbahnmutationen in Krebs-prädisponierenden Genen hinaus stellt sich für die Tumorgenetik die in meinen Augen eminent wichtige Aufgabe der genetischen Beratung (*Mulvihill*, 1993). Die häufigsten Fragestellungen betreffen mutagene oder teratogene Effekte der Chemo- und/oder Radiotherapie bei behandelten Krebspatienten, die Fra-

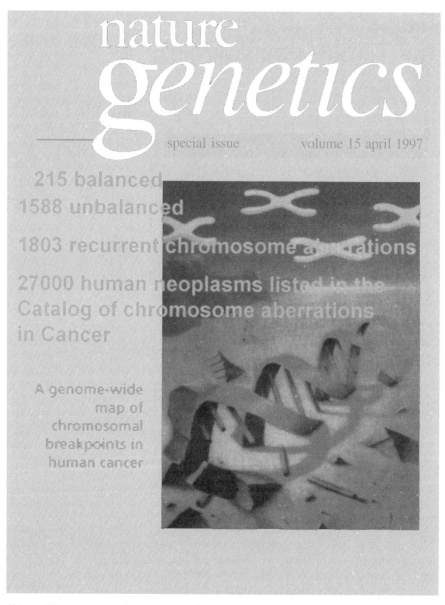

nature
genetics

special issue   volume 15 april 1997

215 balanced
1588 unbalanced
1803 recurrent chromosome aberrations
27000 human neoplasms listed in the
Catalog of chromosome aberrations
in Cancer

A genome-wide
map of
chromosomal
breakpoints in
human cancer

Abb. 1 Wiederkehrende Chromosomenaberrationen bei Tumoren, zusammengestellt im von
F. Mitelman herausgegebenen *Catalogue of chromosome aberrations in cancer*

ge, ob ein erbliches Krebssyndrom vorliegt und wie hoch das Erkrankungsrisiko für
nicht betroffene Familienmitglieder bzw. das Risiko für eine Zweitneoplasie bei betroffenen Familienmitgliedern ist. Einen breiten Raum nimmt die Aufklärung über die
molekulargenetische Diagnostik ein. Vor jeder prädiktiven genetischen Diagnostik
müssen alle medizinischen und psychosozialen Konsequenzen eines positiven, eines negativen und eines nicht eindeutigen Testergebnisses eingehend erörtert werden, um den Ratsuchenden eine eigenständige Entscheidung, einen sog. Informed
Consent, zu ermöglichen (Leitlinien molekularer Diagnostik, 1996). Auch nach der
genetischen Diagnostik muß das Ergebnis in einem Beratungsgespräch ausführlich
erklärt werden. In Abhängigkeit vom individuellen Risiko sind individuelle Vorsorge-
programme zu entwickeln und gegebenenfalls eine psychologische Begleitung zu

Tab. 1 Aufgaben der Tumorgenetik in der Diagnostik genetischer Veränderungen und in der genetischen Beratung

Tumor-assoziierte genetische Veränderungen
– Diagnose – Prognose – Therapieplanung – Therapiekontrolle
Keimbahnmutationen in „Krebs-Genen"
– erbliche Prädisposition
Genetische Beratung

– Mutagene/teratogene Effekte der Krebsbehandlung
– Risikoermittlung
   – nicht-betroffene Familienmitglieder
   – Zweitneoplasie
– Aufklärung über genetische Diagnostik
– individuelles Vorsorge-Programm
– psychologische Begleitung

vermitteln. Diese Ziele sind meiner Meinung nach nur im Rahmen einer sehr engen interdisziplinären Zusammenarbeit zu erreichen. Dies möchte ich am Beispiel der interdisziplinären Beratung bei familiärem Brust- und Eierstockkrebs nach dem Kieler Konzept darstellen, das ich gemeinsam mit der Gynäkologin PD Dr. *Marion Kiechle* und dem Psychologen Prof. Dr. *Wolf-Dieter Gerber* entwickelt habe. Wir haben uns entschieden, mit den ratsuchenden Frauen, selten auch Männern, ein Beratungsgespräch zu führen, bei dem Vertreter aller drei Fachrichtungen, meist eine Humangenetikerin, eine Frauenärztin und eine Psychologin, anwesend sind. Unsere Erfahrungen und die Beurteilung durch die Ratsuchenden sind sehr positiv. Unser Konzept wurde inzwischen von mehreren anderen Gruppen im von der Deutschen Krebshilfe geförderten Schwerpunktprogramm übernommen. Das Vorliegen ist im Fließschema (Abb. 2) zusammengefaßt.

Thema des ersten Beratungsgesprächs sind die Erstellung eines detaillierten Stammbaums und die Ermittlung des empirischen Erkrankungsrisikos, die Aufklärung über die genetischen Grundlagen des familiären Brust- und Eierstockkrebs, die Erklärung der molekulargenetischen Untersuchung, Erläuterung möglicher Untersuchungsergebnisse und Handlungsoptionen bei positivem, negativem oder unklarem Ergebnis, Empfehlungen zu Krebsfrüherkennungsmaßnahmen entsprechend dem empirischen Risiko, das Ansprechen der psychosozialen Situation und das Angebot einer Begleitung durch die Psychologin. Der wesentliche Inhalt des Beratungsgespräches wird in einem individuell gehaltenen Brief an die Patientin zusammengefaßt. Mit welchen Erwartungen kommen die Ratsuchenden selbst in die Beratung? Die ersten Auswertungen zeigen, daß Informationen über Früherkennungsmaßnahmen, das Erkrankungsrisiko für die eigenen Kinder und die Hoffnung, Ängste abzubauen, für die Ratsuchenden am wichtigsten sind. Daneben werden Fragen zur chirurgischen Prophylaxe und zur Familienplanung genannt (Abb. 3).

Das empirische Brustkrebsrisiko hängt ab von der Zahl, dem Verwandtschaftsgrad und dem Alter der erkrankten Verwandten sowie vom Alter der Ratsuchenden. Nur wenige Ratsuchende schätzen ihr empirisches Risiko vor der Beratung richtig ein. Die

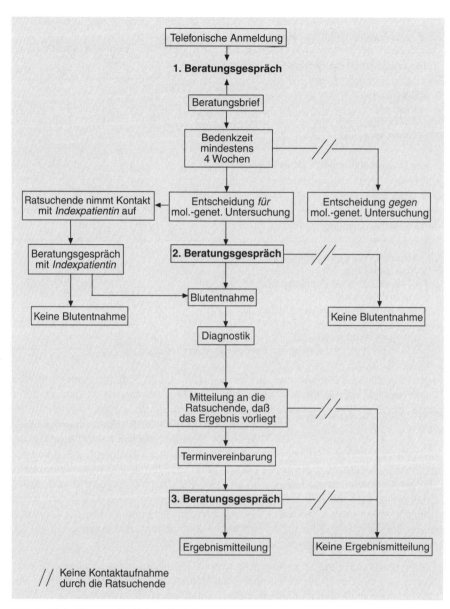

Abb. 2 Kieler Konzept für die interdisziplinäre Beratung bei familiärem Brust- und Eierstockkrebs

meisten Ratsuchenden überschätzen ihr Risiko, zum Teil erheblich (Tab. 2). In diesem Zusammenhang ist festzustellen, daß es ein wichtiges Ziel der Beratung ist, Ratsuchenden, die kein gegenüber dem Durchschnitt erhöhtes Erkrankungsrisiko haben, ihre Ängste zu nehmen. Ein Drittel der Ratsuchenden, die in Kiel beraten wurden, haben kein deutlich erhöhtes Risiko, an Brustkrebs zu erkranken. Diese Beurteilung schließt natürlich nicht aus, daß die ratsuchenden Frauen dennoch an Brustkrebs erkranken. Die Inzidenz in unserer Bevölkerung beträgt 8 bis 10%, das heißt eine von 10 bis 12 Frauen in unserer Bevölkerung erkrankt im Lauf ihres Lebens an Brustkrebs.

Im Rahmen des von der Deutschen Krebshilfe geförderten Schwerpunktprogramms wurden die Eingangskriterien für die molekulargenetische Diagnostik definiert (Tab. 3).

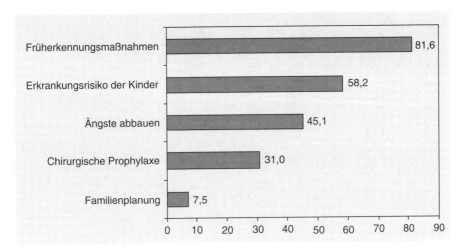

Abb. 3 Erwartungen der Ratsuchenden an die interdisziplinäre Beratung zum erblichen Brust- und Eierstockkrebs (Stand 10/98)

Durch die Mutationsanalyse im BRCA1- und BRCA2-Gen kann das individuelle Risiko, an Brustkrebs zu erkranken, spezifiziert werden. Hat eine 35jährige gesunde Ratsuchende, bei deren Mutter die Erstdiagnose im Alter von 45 Jahren und bei deren Tante die Erstdiagnose im Alter von 39 Jahren gestellt wurde, ein empirisches Risiko von 36% an Brustkrebs zu erkranken, steigt dieses Risiko auf 80%, wenn sie dieselbe Mutation trägt wie die beiden betroffenen Familienmitglieder, das Risiko sinkt dagegen auf die durchschnittlichen 10%, wenn sie diese Mutation nicht trägt (Abb. 4). Sehen wir uns die Entscheidung der ersten 100 Ratsuchenden, die die Kriterien für die molekulargenetische Untersuchung erfüllen, an, so fällt auf, daß die Entscheidung für

Tab. 2 Einschätzung des individuellen Risikos, an erblichem Brust- oder Eierstockkrebs zu erkranken; Befragung der Ratsuchenden vor der interdisziplinären Beratung über erblichen Brust- und Eierstockkrebs

Selbsteinschätzung	< 15%	15–29%	30–59%	> 60%	n
empir. Risiko unter 15%	6	6	30	13	55
empir. Risiko 15–29%	3	8	24	17	52
empir. Risiko über 30%	0	0	19	20	39

Tab. 3 Kriterien für die molekulargenetische Analyse im Hinblick auf Mutationen im BRCA1- oder BRCA2-Gen, festgelegt von der Studiengruppe „Erblicher Brust- und Eierstockkrebs" im Rahmen des von der Deutschen Krebshilfe geförderten Schwerpunktprogramms

Zwei oder mehr Frauen mit Brust- und/oder Eierstockkrebs, davon eine unter 50 Jahren
Eine Frau mit Brustkrebs oder Eierstockkrebs, 40 Jahre oder jünger
Ein Mann mit Brustkrebs
Drei und mehr Verwandte 1. oder 2. Grades mit Brustkrebs unabhängig vom Alter

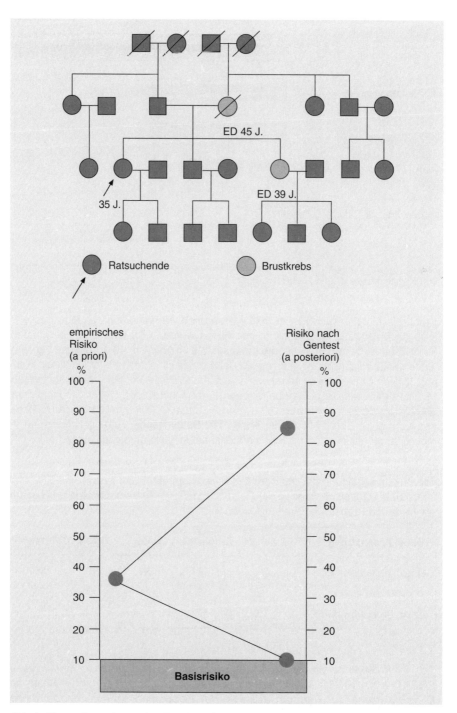

Abb. 4 *Oben:* Stammbaum einer Familie mit erblichem Brustkrebs. Die Mutter der Ratsuchenden (Pfeil) ist mit 45 Jahren, die Schwester mit 39 Jahren an Brustkrebs erkrankt. Das empirische Risiko für die Ratsuchende beträgt 36%.

Unten: Durch die molekulargenetische Untersuchung kann geklärt werden, ob die Ratsuchende eine identische Mutation trägt wie die beiden betroffenen Familienmitglieder. Wird bei ihr dieselbe Mutation nachgewiesen, steigt ihr Risiko auf 80%, bis zum Alter von 80 Jahren an Brustkrebs zu erkranken, ist die Mutation nicht nachweisbar, hat die Ratsuchende das durchschnittliche Risiko von 10%.

Tab. 4 Entscheidung der Ratsuchenden, die die Kriterien für die molekulargenetische Analyse des BRCA1- und BRCA2-Gens erfüllen, für oder gegen den Gentest (Stand 10/98)

Entscheidung	für Gentest		gegen Gentest / keine Antwort	
	n	%	n	%
Ratsuchende <u>nicht erkrankt</u>	**69**	**47,3**	**77**	**52,7**
empir. Risiko unter 20%	24	51,1	23	48,9
empir. Risiko unter 20%–29%	27	47,4	30	52,6
empir. Risiko über 30%	18	42,8	24	57,2
Ratsuchende <u>selbst erkrankt</u>	**34**	**64,2**	**19**	**35,8**
Beratung aus eigener Initiative	15	45,5	18	54,5
zur 2. Beratung mitgebracht	19	95	1	5
Summe	**103**	**51,8**	**96**	**48,2**

oder gegen den Gentest offensichtlich nicht vom empirischen Risiko abhängt (Tab. 4). Interessanterweise entscheiden sich fast alle Indexpatientinnen, die von ihren Verwandten gebeten werden, sich für eine molekulargenetische Untersuchung zur Verfügung zu stellen, für den Gentest. Es ist unser Prinzip und das der Studiengruppe „Familiärer Brust- und Eierstockkrebs", jede Indexpatientin vor der molekulargenetischen Untersuchung genetisch zu beraten. Erst nach einer Bedenkzeit von vier Wochen und einem zweiten Beratungsgespräch, in dem noch einmal der Ablauf der molekulargenetischen Untersuchung erklärt, Handlungsoptionen in Abhängigkeit vom Ergebnis besprochen und von der Psychologin die psychische Stabilität der Ratsuchenden beurteilt wird, erfolgt nach schriftlicher Einwilligung die Blutentnahme. Nach Vorliegen des Untersuchungsergebnisses erfolgt die Ergebnismitteilung im Rahmen eines weiteren Beratungsgesprächs, in dem in Abhängigkeit vom Ergebnis die Empfehlungen für ein individuelles Vorsorge- oder Nachsorgeprogramm modifiziert werden und die Konsequenzen des Ergebnisses, auch für die weitere Familie, erörtert werden (Abb. 1).

Für unser Beratungsteam sehr erfreulich sind die ersten Beurteilungen durch die Ratsuchenden (Tab. 5). Die weit überwiegende Mehrheit beurteilt die interdisziplinäre Beratung als verständlich in der Informationsübermittlung, persönlich hilfreich und äußert Zufriedenheit. Alle drei Teilbereiche, die psychologische, gynäkologische und genetische Beratung werden als wichtig eingeschätzt. Vor kurzem wurde im New England Journal of Medicine berichtet, daß ein Drittel der Ärzte, die für ihre Patienten mit einem erhöhten Risiko für familiären Darmtumor eine molekulargenetische Untersuchung angefordert hatten, nicht in der Lage waren, das Ergebnis richtig zu interpretieren (*Giardello* et al., 1997). Hier besteht ein enormer Bedarf an Weiterbildung für

Tab. 5 Beurteilung der interdisziplinären Beratung zum erblichen Brust- und Eierstockkrebs durch die Ratsuchenden (Stand 10/98)

	ziemlich/sehr	wenig	nicht
Psychologische Beratung	19	8	2
Gynäkologische Beratung	13	13	3
Genetische Beratung	26	3	0

Tab. 6   Grundsätze der genetischen Beratung bei Tumorerkrankungen

Freiwilligkeit der Inanspruchnahme
keine aktive Beratung
nicht-direktive Beratung
Schutz des Rechts auf Nichtwissen
Datenschutz/ärztliche Schweigepflicht

klinisch tätige Kollegen und an Ausbildung für die Medizinstudenten. Auch in unserem Beratungsalltag erleben wir immer wieder, daß bei Tumorpatienten und ihren Angehörigen eine molekulare Diagnostik tumorprädisponierender genetischer Veränderungen ohne vorherige Beratung eingeleitet wird und daß dadurch eine erhebliche Verunsicherung und zum Teil unnötige Angst erzeugt wird. Wir alle müssen uns vehement dafür einsetzen, daß genetische Diagnostik bei Tumorerkrankungen nur nach nicht-direktiver genetischer Beratung durchgeführt wird, das heißt, daß die Trias Beratung-Diagnostik-Beratung erhalten bleibt. Nur so können die elementaren Prinzipien des Informed Consent, die Freiwilligkeit der Inanspruchnahme und der Schutz des Rechts auf Nicht-Wissen gewährleistet werden (Tab. 6).

Berücksichtigt man die enorme Häufigkeit von Tumorerkrankungen in unserer Bevölkerung und macht man sich klar, daß in naher Zukunft durch die Chip-Technologie und Automatisierung der genetischen Diagnostik eine Vielzahl von Krebs-prädisponierenden genetischen Veränderungen einfach und schnell erkennbar sein werden, so müssen große Anstrengungen unternommen werden, um ein ausreichendes Beratungsangebot sicherzustellen. Ken Offit weist darauf hin, daß in den USA selbst an großen akademischen Einrichtungen nicht ausreichende Kapazitäten für die genetische Beratung von Tumorpatienten bestehen. Dies gilt sicherlich auch für uns. Die Entwicklung von Beratungskonzepten für die verschiedensten Tumorerkrankungen, das Erarbeiten individueller Vorsorge- und Nachsorgeprogramme und der Aufbau genetischer Beratungsstellen ist meines Erachtens eine lohnende interdisziplinäre Aufgabe für Humangenetiker, Kliniker der verschiedensten Fachrichtungen und für Psychologen, denn aus Sicht der Tumorpatienten und ihrer Familienangehörigen ist die Beratung mindestens so wichtig wie eine qualifizierte molekulare Diagnostik tumorprädisponierender genetischer Veränderungen.

Literatur

Offit, K.: Clinical Cancer Genetics. Risk Counseling & Management. New York, 1998.
Mulvihill, J. J.: Genetic counselling of the cancer patient. In: *DeVita jr. V. T., S. Hellman, S. A. Rosenberg* (Eds.) Cancer: Principles & Practice of Oncology (4th ed.). Philadelphia, p. 2529. 1993.
Berufsverband Medizinische Genetik: Leitlinien zur Erbringung humangenetischer Leistungen: 4. Leitlinien zur molekulargenetischen Labordiagnostik. Med. Genetik *8:* S4 (1996).
Offit, K. et al.: Statement of the American Society of Clinical Oncology: Genetic testing for cancer susceptibility. J. Clin. Oncol. *14:* 1730 (1996).
Giardiello, F. M. et al.: The use and interpretation of commercial APC gene testing for familial adenomatous polyposis. N. Engl. J. Med. *336:* 823 (1997).

Anschrift der Autorin:
Prof. Dr. med. Brigitte Schlegelberger
Institut für Humangenetik der Universität Kiel
Schwanenweg 24
D-24195 Kiel

Diskussion

Luft (Berlin):

Bestimmte Angebote erscheinen sehr sinnvoll, sind es aber dann letzten Endes nicht unbedingt. Wir wissen doch, daß bilaterale Ablatio tatsächlich Krebs vorbeugt. Wir wissen, daß sich diese Frauen vorübergehend nicht gerade besser fühlen, doch wir wissen, daß sie endgültig weniger leiden und länger leben. Das werden die Kassen vielleicht wissen wollen. Sie werden es vielleicht nicht beantworten können, aber ich wäre schon sehr daran interessiert, ob die Krebshilfe bereit sein könnte, diese Frauen dann 20 oder 30 Jahre lang nachzuverfolgen, um herauszufinden, was endgültig passiert ist.

Schlegelberger (Kiel):

Es ist das Ziel dieses Krebshilfeschwerpunkts, diese Fragen zu beantworten. Ich bin eigentlich sehr glücklich, daß die Krebshilfe sich bereit erklärt hat, diese Art von Diagnostik einzubetten in genetische Beratung und zusätzlich Begleitforschung zu finanzieren und in Deutschland sicherlich mithilft, daß die Untersuchungen im Moment im universitären Bereich entsprechend unseren Prämissen durchgeführt werden. Ich hoffe, daß wir schon nach 3 oder 6 Jahren sehr viel weitergehende Aussagen zu diesen Fragen haben.

Schwinger (Lübeck):

Ich glaube, daß das Problem der Ablatio in Amerika ein wesentlich größeres ist als hier bei uns in Deutschland. Oder, kennen Sie Verläufe, wo dann tatsächlich nach einer Diagnose im BRCA1 oder 2-Gen eine beidseitige Ablatio durchgeführt worden ist?

Schlegelberger (Kiel):

Das ist bisher in Kiel nicht gemacht worden.

N. N.:

Sie haben ganz dezidiert darauf hingewiesen, daß Sie immer wieder Wert darauf legen, daß das Nicht-Wissen-Mögen der Einzelnen, die Sie beraten, hoch respektiert wird. Haben Sie tatsächlich Fälle gehabt, in denen dann therapeutisch etwas gemacht werden konnte? Sie legen auch darauf Wert, daß keine aktive Beratung gemacht wird. Habe ich das richtig verstanden, daß Sie meinen, Sie kennen jemand, der gefährdet ist, und Sie sagen es aber nicht? Ich würde ihm zumindest das anbieten, wenn er dann sagt, nein, das will ich nicht wissen, ist das immer noch ein anderes Problem.

Schlegelberger (Kiel):

Ich denke, Brustkrebs ist insofern ein gutes Beispiel, als wir heute noch wenig wissen über therapeutische Möglichkeiten. Es ergeben sich keinerlei andere Konsequenzen, ob Sie bei einem empirisch erhöhten Risiko eine molekulargenetische Untersuchung durchgeführt haben oder nicht. Bleiben wir bei der Familie, die ich vorgestellt habe, mit einem Risiko von 36% oder 85%. Das Vorsorgeprogramm unterscheidet sich überhaupt nicht. Man kann über chirurgische Konsequenzen nachdenken. Wir selber sind extrem zurückhaltend, weil der Nutzen dieser chirurgischen Prophylaxe nicht belegt ist. Aber es kann sich in fünf Jahren durchaus ändern. Wir können dann über Daten verfügen, die belegen, daß eine Tamoxifen-Behandlung indiziert ist und das Tumorrisiko senkt. All diese Daten werden wir nur dann erheben können, wenn wir sie wirklich auch an den Frauen erheben können, die Mutationsträgerinnen sind. So ergibt sich eine ganz andere Möglichkeit, nach therapeutischen und auch prophylaktischen Maßnahmen zu suchen. Für die einzelne Frau aber ergibt sich keine unmittelbare Konsequenz, außer sie erfährt, sie hat kein erhöhtes Risiko. Das ist sicherlich ganz anders zu bewerten beim erblichen Darmkrebs, wo man ja inzwischen klare Therapiestrategien hat. Dort gibt es durchaus Stimmen, die fragen, ob es richtig ist, auf aktives Beraten zu verzichten. In den USA gibt es auch erste Urteile, die Ärzte verurteilen oder zumindest dahingehend sich äußern, man soll Familienangehörigen, die meinetwegen ein 50%iges Risiko haben, ebenfalls darauf hinweisen und sie entsprechend untersuchen. Das gilt natürlich für Kinder mit einer multiplen endokrinen Neoplasie ganz genauso, weil sich aus diesem Ergebnis unmittelbare therapeutische Konsequenzen ergeben.

Schwinger (Lübeck):

Wie sind denn die Antworten, wenn Sie Familienangehörigen sagen, hier, Ihre Verwandten ersten oder zweiten Grads haben auch ein erhöhtes Risiko? Informieren Sie diese? Ich meine, das wird doch gemacht. Das machen wir ja alle in der genetischen Beratung. Da ist das Filtern der Information über den Familienangehörigen. Wie groß ist denn die Response dabei? Kommen die Leute dann?

Schlegelberger (Kiel):

Das hängt sehr von der Familie ab. Ich meine, es gibt Familien, die guten Kontakt haben, und die kommen auch. Aber es ist ja häufig schon ein Problem, wenn die Frauen, und ich spreche nach wie vor von Frauen, weil wir bisher noch keinen Mann haben mit erblichem Brustkrebs, den gibt es natürlich, aber der ist schon extrem selten, aber ja es gibt manchmal das Problem, zum Beispiel an die Index-Patientin heranzukommen, weil über das Thema in der Familie nicht gesprochen wird. Und da kann man nicht dagegen an. Das muß man einfach so akzeptieren.

Schwinger (Lübeck):

Welche Möglichkeiten sehen Sie, daß die diagnostischen Vorgänge automatisiert werden? Es wurde eben die Chip-Zukunft erwähnt. Ich meine, das sind natürlich bei der hohen Rate von gewünschten Untersuchungen wahrscheinlich ganz entscheidende Fragen. Wie weit läßt sich das auf sicherem Niveau automatisieren und damit gebrauchsfähig machen?

Stürzbecher (Lübeck):

Die Bemühungen der Industrie, diese Technologie wirklich anwendbar zu machen, sind enorm groß. Es geht darum zum einen, Tumoren zu charakterisieren. Man schaut sich möglichst viele Gene an und sieht Unterschiede im Expressionsmuster dieser Gene und kann das dann korrigieren in bestimmten Tumorerkrankungen. Das ist die eine Variante. Die andere Variante, die hier sehr viel mehr ins Spiel gekommen ist, wird, so meine ich, in den nächsten Screeningverfahren eine Rolle spielen, bei der man mit dieser Chip-Technologie einzelne Mutationen nachweisen kann. Das heißt, daß man nicht mehr jede einzelne Mutation sequenziert, sondern man hat einen einzelnen Chip, da sind alle gefundenen Mutationen drauf, man gibt die entsprechende Probe darauf, und hat mit einem Schlag genau die und die Mutation diagnostiziert. Das wird es meiner Ansicht nach auch nicht für hereditäre Formen des Krebses zum Beispiel von Brustkrebs, Kolonkarzinom usw. geben. Das ist eine Entwicklung, die in den nächsten Jahren ganz ganz sicher kommen wird, und die, denke ich, von der Industrie sehr hoch favorisiert wird.

Genetische Beratung im Zeitalter der molekularen Medizin

H. Neitzel

Im Zeitalter der molekularen Medizin ist im Rahmen des Humangenomprojektes geplant, alle der ca. 50.000 bis 100.000 menschlichen Gene zu identifizieren, zu sequenzieren und die Funktion der von ihnen kodierten Proteine zu entschlüsseln. Durch methodische Fortschritte bei der Kartierung des menschlichen Genoms gewann die Suche nach menschlichen Genen in den letzten zehn Jahren zunehmend an Geschwindigkeit (Abb. 1), so daß nach dem heutigen Zeitplan davon auszugehen ist, daß im Jahre 2006 die Sequenzen des gesamten menschlichen Genoms bekannt sein werden. Der damit verbundene Erkenntnisgewinn wird in der Zukunft zu einem besseren Verständnis der genetischen bedingten Variabilität beim Menschen führen. Er wird für weite Bereiche der Medizin eine allgemeine Theorie zum Verständnis der Entstehung von Erkrankungen und Fehlentwicklungen liefern. Gleichzeitig wartet das Humangenomprojekt damit allerdings auch mit einem stetig größer werdenden Diagnosepotential für genetisch bedingte, monogene und genetisch mitbedingte, sogenannte multifaktorielle Erkrankungen auf. In keinem anderen Bereich der Medizin werden derzeitig Erkenntnisse aus dem Bereich der Grundlagenforschung so schnell in die diagnostische Praxis umgesetzt wie im Bereich der Humangenetik. Bereits heute steigt die Anzahl jährlich durchgeführter genetischer Untersuchungen ständig an.

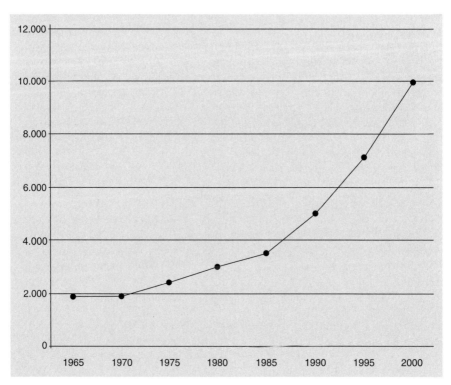

Abb. 1   Anstieg der Einträge über DNA-Sequenzen in *Online Mendelian Inheritance In Man* (OMIM)

Diagnosestellungen von genetisch bedingten Erkrankungen oder Prädispositionen unterscheiden sich insofern von der Diagnostik im übrigen medizinischen Bereich, als daß von ihnen zum einen mögliche Erkrankungsrisiken für weitere Familienangehörige und zukünftige Kinder abgeleitet werden können. Zum anderen haben sie in vielen Fällen nur prädiktiven Charakter, so daß nur Aussagen über die Wahrscheinlichkeit des möglichen zukünftigen Eintretens einer Erkrankung gemacht werden können. Gerade diese prädiktiven genetischen Daten könnten aber für Dritte, wie Arbeitgeber oder Versicherungen, durchaus von Interesse sein. Somit ist die Befürchtung, daß die Durchführung von Gentests zur Stigmatisierung und Diskriminierung der Träger führen kann, durchaus berechtigt. Aufgrund dieser Reichweite von genetischen Tests stellt sich die Frage nach den Rahmenbedingungen, die bei ihrer Durchführung einzuhalten sind. Derzeit wird eine genetische Beratung als verpflichtend für die Durchführung von genetischen Tests angesehen. Im Positionspapier der Gesellschaft für Humangenetik von 1996 heißt es hierzu[1]:

„Genetische Beratung wird als ein verpflichtender Rahmen für jede Art genetischer Diagnostik angesehen, die Aussagen über Erkrankungsrisiken für eine Person oder deren Angehörige machen soll. Über eine heute allgemein akzeptierte Nichtdirektivität mit der Respektierung unterschiedlicher Werthaltungen hinaus erfordert genetische Beratung eine Orientierung an der Einstellung und Erfahrung des individuellen Patienten bzw. Ratsuchenden, die die Erarbeitung individuell tragbarer Entscheidungen ermöglicht."

Inwieweit diese Rahmenbedingungen derzeit als allgemein verbindlicher Standard bei der Durchführung von Gentests eingehalten werden, wird im weiteren erörtert.

Entwicklung der genetischen Beratungspraxis – ein Rückblick

Charakteristisch für die erste Hälfte dieses Jahrhunderts war die Orientierung an einer eugenischen, wissenschaftlich nicht begründbaren Utopie, die die Ziele und Mittel sowohl der positiven Eugenik (im Sinne der Verbesserung des Genpools einer Bevölkerung) als auch der negativen Eugenik (im Sinne der Verhinderung der Weitergabe vermeintlich schlechter Gene) propagierte. Mittelbare und unmittelbare Zwangsmaßnahmen, die der Umsetzung dieser Zielvorstellungen dienten, wurden von Humangenetikern aktiv unterstützt. In den Ländern außerhalb Deutschlands verliert die eugenische Bewegung in den 30er und 40er Jahren an Bedeutung, um einer wissenschaftlichen und medizinischen Betrachtungsweise Platz zu machen. Im Gegensatz dazu bleibt in Deutschland dieser Fortschritt durch die Radikalisierung der Rassenhygiene und die hieraus resultierende Pervertierung der medizinischen Praxis, die zum Genozid an Millionen von Menschen führt, vorerst aus.

Auf der Grundlage des wissenschaftlichen Fortschrittes kommt es in den 50er und 60er Jahren zu einem Wissenszuwachs, der auf der Basis objektiv feststellbarer Befunde die Diagnostik einiger genetisch bedingter Erkrankungen und Chromosomenveränderungen ermöglicht. Als Folge davon ist eine vermehrte Nachfrage nach genetischen Beratungen zu beobachten. Anfang der 60er Jahre nehmen deshalb insbesondere Biologen und Pädiater an den Universitätsinstituten vermehrt die Beratungstätigkeit auf. Die Konzeption genetischer Beratung war zu diesem Zeitpunkt, wie auch in dem 1972–1977 in Frankfurt und Marburg durchgeführten Modellversuch zur Etablierung genetischer Beratungsstellen, in der Regel präventivmedizinisch orientiert. Das heißt, daß genetische Beratung bewirken sollte, daß genetisch bedingte Erkrankungen und Behinderungen als Resultat individueller, rationaler Entscheidung der Ratsuchenden verhindert werden. In *Wendt*[2] (Modellversuch Beratungsstelle Marburg, 1974) heißt es hierzu unter „Bedeutung genetischer Beratung":

„Aufklärung der Bevölkerung kann zum Verzicht auf Ehen führen, die mit einem hohen genetischen Risiko belastet sind. Der Nachweis eines genetischen Defektes kann zu einer Beschränkung der Kinderzahl oder zum völligen Verzicht auf Kinder veranlassen. Auf diese Weise läßt sich auf freiwilliger Basis die Verbreitung krankmachender Erbanlagen einschränken. Der einzelne sollte motiviert werden, durch die Frage nach einem eventuell erhöhten Risiko für seine Nachkommen zur Erbgesundheit der eigenen Kinder, der Familie und der gesamten Bevölkerung beizutragen."

Vergleichbare präventivmedizinische Ansätze finden sich zu dieser Zeit in der humangenetischen Literatur bei vielen Autoren.

In der nachfolgenden Zeit wird dieser präventiv-medizinische Ansatz allerdings von vielen Humangenetikern verlassen. Im Positionspapier der Deutschen Gesellschaft für Humangenetik heißt es hierzu[1]:

„Zunehmende kritische Auseinandersetzung mit präventivmedizinisch orientierten Ansätzen in der Humangenetik und praktische Erfahrungen aus der genetischen Beratung führten jedoch zu der Erkenntnis, daß das primäre Ziel nur die Hilfe für den einzelnen Patienten oder die einzelne Familie sein kann, und daß die Berücksichtigung und Integration psychosozialer Faktoren bei einer solchen Zielsetzung unerläßlich ist. Eine solche individuell orientierte Zielsetzung erfordert die ständige Reflexion der Funktion von Humangenetik auf gesellschaftlicher und individueller Ebene. Die Gesellschaft für Humangenetik e.V. fühlt sich dieser Zielsetzung und den Prinzipien, deren Wahrung zur Erreichung dieses Zieles unverzichtbar sind, verpflichtet. ... Das wichtigste Handlungsziel der angewandten Humangenetik ist die bestmögliche Beratung, Diagnostik und Therapie im Einzelfall. ... Die Gesellschaft für Humangenetik distanziert sich ausdrücklich von Handlungszielen, die sich primär auf die Reduzierung der Prävalenz bestimmter, vor allem nicht behandelbarer Erkrankungen oder Behinderungen in einer Bevölkerung oder einzelnen Bevölkerungsgruppen, oder auf deren genetische Konstitution insgesamt beziehen, sofern ein solches Handlungsziel nur über die gezielte Beeinflussung von Entscheidungen und Handlungen Einzelner erreicht werden könnte. Hierbei bestünde die Gefahr der Verletzung der Würde des einzelnen Menschen durch die Ausübung von Zwang. Jedes überindividuelle Handlungsziel birgt die Gefahr, daß durch die Mittel, die zur Erreichung dieses Zieles eingesetzt werden müßten, grundlegende Prinzipien verletzt würden."

Als allseits geforderter Standard der genetischen Beratung gilt heute der Ansatz der „Nichtdirektivität", die bereits 1975 vom *Commitee on Genetic Counseling of the American Society of Human Genetic* zum Standard in der genetischen Beratung, erhoben wurde[3]. Der Begriff der genetischen Beratung (*genetic counseling*) wurde bereits 1947 von dem Humangenetiker *Sheldon Reed* eingeführt[4]. Er versteht darunter eine ärztliche Dienstleistung im engsten Familienkreis, sozusagen eine Art genetischer Sozialarbeit. Genetische Beratung wird im folgenden als Kommunikationsprozeß zwischen Ratsuchenden und Berater als Hilfe zu einer individuellen Entscheidungsfindung verstanden.

Der Umfrage Ethik und Genetik[5] von 1994 zufolge fühlen sich 97,2% der deutschen Humangenetiker/innen dem Prinzip der Nichtdirektivität in der genetischen Beratung verpflichtet und halten Nichtdirektivität für einen notwendigen ethischen Standard beim Umgang mit genetischem Wissen (*Nippert* und *Wolff*, 1999). Der Ansatz der nichtdirektiven Beratung geht ursprünglich auf den Psychiater *Carl Rogers* (1942) zurück und entstammt einem ganzheitlichen Ansatz in der Gesprächsführung der psychoanalytischen Praxis[6]. Rogers selber ersetzt allerdings den Begriff der Nichtdirektivität bereits 1951 mit dem Begriff der Klientenzentriertheit.

Wolff und *Jung*[7] zeigten 1994 auf, daß es seit der Festschreibung der Nichtdirektivität in der genetischen Beratung 1975 nur wenig Bestreben gab und nach wie vor gibt, den Begriff der Nichtdirektivität konzeptionell und inhaltlich zu füllen, wenn

„man einmal von den Aussagen absieht, daß sich der Berater neutral zu verhalten habe und Entscheidungen seinen Klienten überlassen solle. Die beiden Aussagen sind letztlich inhaltslos, denn selbstverständlich entscheidet der Klient beim Fehlen mittelbaren Zwanges für sich alleine".

Es entbehrt außerdem jeder Erfahrung, anzunehmen, daß es eine „Neutralität" als Ausschaltung von Subjektivität bei genetischen Beratern gäbe, da sie sich mit ihrem erworbenen und erfahrungsbezogenen Wissen, sowie mit ihren Werthaltungen in den Prozeß der Beratung einbringen. Die Autoren plädieren deshalb dafür, den Begriff der Nichtdirektivität aufzugeben und durch Erfahrungsorientiertheit zu ersetzen (*Wolff* und *Jung*, 1994) und damit Beratervariable zu benennen, die bereits von *Rogers* und anderen benannt wurden und die eine „gute" Beratung ausmachen. Dazu gehören insbesondere die positive Wertschätzung und das Verstehen der Klienten aus deren eigener Realität heraus, Empathie sowie Authentizität und persönliche Transparenz des Therapeuten, statt eines Zurückziehens hinter die schützende Professionalität.

Als übergeordnete Prinzipien bei der genetischen Testung und der genetischen Beratung, aber auch bei der Projektierung von Forschungsvorhaben nennt die Gesellschaft für Humangenetik in ihrem Positionspapier:

Das übergeordnete, handlungsleitende Prinzip ist der Respekt vor der Würde des einzelnen Menschen, insbesondere die Achtung der Würde und des Gefühls derjenigen Menschen, die von einer genetisch bedingten Erkrankung oder Behinderung betroffen sind. Aus diesem Prinzip leiten sich als weitere Grundprinzipien die Respektierung des Selbstbestimmungsrechtes, die Respektierung des Gleichheitsgrundsatzes und der Vertraulichkeit ab, damit verbunden die Respektierung des Rechtes auf umfassende Aufklärung, sowie die Wahrung des „informed consent", der Schweigepflicht und der Freiwilligkeit. In der medizinischen Anwendung verbieten die genannten Prinzipien nicht nur die Ausübung jeglichen Zwanges, sondern erfordern darüber hinaus die aktive Förderung der individuellen Autonomie und Entscheidungsfreiheit. Dies schließt die Achtung der kulturellen Verschiedenheit und die unterschiedlichen Interpretationen von Gesundheit und Krankheit beziehungsweise Behinderung ein, sofern diese Interpretationen wiederum nicht die Menschenwürde und individuelle Autonomie anderer verletzen.

Grundsätzlich ist die Gesellschaft für Humangenetik damit im Einklang mit den Richtlinien und Empfehlungen des *Committee on Assessing Genetic Risks* des *Institute of Medicine of the National Academy of Sciences*[8], der *Guidelines on Ethical Issues in Medical Genetics and the Provision of Genetic Services*[9] und der *Task Force on genetic testing der NIH-DOE Working Group on Ethical, Legal, and Social Implications of Human Genome Research*[10]. Inwieweit diese erarbeiteten Prinzipien und Rahmenbedingungen derzeit als allgemein verbindlicher Standard bei der Durchführung genetischer Tests eingehalten werden, bleibt zu diskutieren.

Genetische Beratung im Zeitalter der molekularen Medizin:
Beschreibung des Gegenwartszustandes

Grundsätzlich stehen also Prinzipien und Empfehlungen zur Durchführung von genetischen Tests und der genetischen Beratung zur Verfügung, deren Berechtigung mit der Komplexität und Reichweite von genetischen Tests begründet wird. Es stellt sich nun die Frage, inwieweit diese Standards im Zeitalter der modernen Medizin – mit einer täglich zunehmenden Zahl an Gentests – in der Praxis Berücksichtigung finden. Im folgenden seinen einige Beispiele angeführt, die dazu dienen sollen, die Einhal-

Tab. 1   Untersuchung zur subjektiven Belastungserfahrung von Frauen nach auffälligem Triple-Testergebnis

Subjektive Belastungs- erfahrung	Auffälliger Triple-Test	Maternales Alter	Psychische Indikation	Bereits ein betroffenes Kind mit einer Chromosomen- veränderung	Familiäres genetisches Risiko von 25% oder größer
sehr stark	61,8	34,2	34,6	46,0	75,0
stark	22,9	32,5	35,5	38,0	17,9
weniger stark	7,6	19,0	15,9	10,0	7,1
kaum	4,6	8,5	9,3	4,0	0,0
überhaupt nicht	3,1	5,9	4,7	2,0	0,0

tung bzw. Nichteinhaltungen der Rahmenbedingungen bei der Testdurchführung in der medizinischen Praxis zu illustrieren.

Bei den am häufigsten durchgeführten genetischen Tests handelt es sich um Chromosomenanalysen im Rahmen der vorgeburtlichen Diagnostik. Da es sich hierbei um einen Gentest handelt, der außerdem mit einem Abortrisiko von ca. 0,5–1,0% nach dem invasiven Eingriff einhergeht, stellt sich die Frage, inwieweit das Recht auf umfassende Aufklärung und informed consent in der täglichen Praxis der Pränataldiagnostik realisiert wird. *Nippert* und *Schmidtke* (1997)[11] können anhand der Abrechnungsdaten des Zentralinstitutes der kassenärztlichen Vereinigung zeigen, daß die abgerechneten invasiven Pränataldiagnosen von 42.745 im Jahre 1991 auf 61.794 im Jahre 1995 ansteigt. Die Zahl der abgerechneten genetischen Beratungen liegt hingegen 1991 bei 21.830 und 1995 bei 32.777. Es ist also demnach davon auszugehen, daß die wenigsten Frauen *vor* einer invasiven Pränataldiagnostik nach den Regeln eines *informed consent* beraten wurden.

Eine vergleichbare Situation in bezug auf die Nichteinhaltung des informed consent findet sich bei der Durchführung des sogenannten Triple-Tests vor, bei dem aus dem mütterlichen Blut das vom Feten gebildete (-Fetoprotein (AFP) und zwei in der Plazenta gebildete Hormone, das humane Choriongonadotropin (β-HCG) und das freie Östriol, bestimmt werden. Durch Berechnung dieser drei Parameter ist es möglich, eine „Risikospezifizierung" für das Vorliegen einer Trisomie 21 oder einer Spina bifida beim Kind durchzuführen.

Nur den wenigsten Schwangeren ist jedoch vor Durchführung des Triple-Tests bekannt, daß es sich lediglich um eine individuelle Risikoermittlung handelt, die sich in der Regel am Altersrisiko einer 35jährigen (Wahrscheinlichkeit für das Vorliegen einer Trisomie 21 von ca. 1:370) orientiert und ein auffälliger Triple-Test nur bedeutet, daß diese Wahrscheinlichkeit bei der vorliegenden Schwangerschaft erhöht ist, was nicht gleichbedeutend damit ist, daß beim Kind tatsächlich eine Chromosomenveränderung vorliegt.

Nippert und *Horst* (1994)[12] konnten zeigen, daß ein „auffälliger" Triple-Testbefund mit äußerster Beunruhigung der Schwangeren einhergeht (Tab. 1), so daß ein hoher Anteil der betroffenen Frauen im Anschluß eine Invasivdiagnostik in Form einer Amniozentese oder einer Chorionzottenbiopsie wünscht. Darüber hinaus war der Mehrzahl der Frauen mit auffälligem Triple-Testergebnis vor dem Test nicht bekannt, daß die einzige Option zur weitergehenden Abklärung die Inanspruchnahme einer invasiven Pränataldiagnostik darstellt. Die Mehrzahl der Frauen gibt außerdem an, vor der Durchführung des *Triple-Tests nicht* gefragt worden zu sein, ob sie diesen Test überhaupt durchführen lassen wollen und sahen sich danach mit einer Situation konfrontiert, ein auffälliges Ergebnis eines Tests zu haben, ohne über ihre Handlungsoptionen zur Abklärung informiert zu sein.

Andere Untersuchungen belegen, daß die Bereitschaft zur Inanspruchnahme eines Gentests entscheidend vom Informationsstand der Ratsuchenden abhängig ist. Dabei entscheiden sich gut Informierte eher gegen Testangebote als weniger gut Informierte. Studien zu Testung auf Überträgerschaft für Mukoviszidose (CF-Heterozygotentest) zeigen, daß geringe Aufklärung verbunden mit dem Angebot der sofortigen Blutentnahme zur Inanspruchnahme des Tests von über 80% bis zu 99,8% (je nach Studie) führen, während umfassende Aufklärung, Bedenkzeit und *informed consent* eine Reduktion der Testakzeptanz auf 15,5% bzw. unter 10% bewirkt[13, 14].

Ein ähnliches Bild ergibt sich bei der Inanspruchnahme der Testung auf Chorea Huntington, einer dominaten neurologischen Erkrankung, für die trotz Kenntnis der zugrundeliegenden Veränderung im Gen bis heute keine kausalen therapeutischen Möglichkeiten bestehen. Nach Lokalisation des Gens wurden von der Selbsthilfe-Organisation in paradigmatischer Weise die Rahmenbedingungen für eine Testung auf Genträgerschaft festgelegt (mehrere Beratungen durch Genetiker, Neurologen, Psychologen, Bedenkzeit, informed consent, und jederzeit möglicher Rückzug der Einwilligung in den Test). Dem heutigen Kenntnisstand nach entscheiden sich unter diesen Rahmenbedingungen nur 15 bis 20% der Risikopersonen, die einen Elternteil mit der Erkrankung hatten, für die Inanspruchnahme des Gentests, der lediglich prädiktiven Wert ohne die Möglichkeiten einer therapeutischen Intervention hat.

Noch unveröffentlichte Daten von *Nippert* et al.[15] zeigen, daß die Zahl der Schwangerschaftsabbrüche nach der vorgeburtlichen Feststellung der Chromosomenkonstitution 47,XXY je nach Zentrum, in dem die genetische Beratung erfolgt, von 0% bis zu 76,9% variiert (Abb. 2). Die Chromosomenkonstitution 47,XXY, die auch unter dem Begriff Klinefelter-Syndrom bekannt ist, liegt bei ca. einem von 600 Männern vor. In der 157. Auflage des *Pschyrembel*[16] liest man dazu u.a. folgendes: Nebenhoden- und Skrotum-

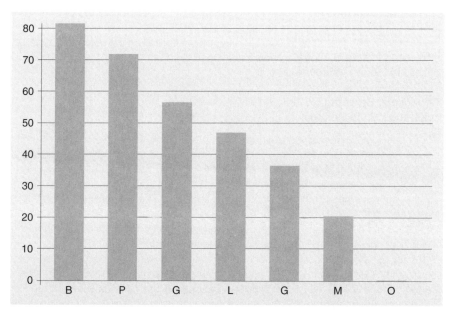

Abb. 2   Abbruchraten in sieben europäischen Zentren für Pränataldiagnostik nach der Feststellung einer 47,XXY Konstitution beim Feten

hypoplasie, Infertilität, oft weiblicher Behaarungstyp und relativ häufig Gynäkomastie, retardiertes Knochenalter, Intelligenzquotient 10–15 Punkte geringer als bei gesunden Geschwistern, passives, ängstliches Verhalten, fakultativ eunuchoider Hochwuchs etc.

All diese Aussagen gehen auf nicht-auslesefrei durchgeführte Untersuchungen zurück, die bei der pränatalen Feststellung einer 47,XXY Konstitution praktisch keinen prädiktiven Wert haben. Selbstverständlich findet man ebenso bei Jungen und Männern mit dem Chromosomenbefund 46,XY die oben genannten Auffälligkeiten, nur sind derartige Ergebnisse dann nicht publikabel. Selbst die wenigen bis 1991 veröffentlichten Prospektivstudien können nicht als auslesefrei bewertet werden. Im Gegensatz dazu zeigen neuere Prospektivstudien, daß ca. 10% der Kinder mit der Chromosomenkonstitution 47,XXY durch Zufall pränatal diagnostiziert werden. Der häufigste Grund für die Durchführung einer nachgeburtlichen Chromosomenanalyse bei Männern mit 47,XXY ist lediglich das Vorliegen einer Infertilität ohne weitere phänotypische Auffälligkeiten. Über 75% aller Männer mit 47,XXY werden hingegen nie in ihrem Leben chromosomal untersucht, da sie offenbar phänotypisch und in bezug auf ihre intellektuelle Entwicklung völlig unauffällig sind[17, 18].

Die in der Studie von *Nippert* et al. erwähnten Unterschiede in den Abbruchraten bei der pränatalen Feststellung der Chromosomenkonstitution 47,XXY gehen sehr wahrscheinlich nicht nur auf unterschiedliche Beratungsstile in den einzelnen Zentren zurück, sondern insbesondere auf die Kenntnis der Chromosomenkonstitution und die sorgfältige Interpretation der in der Literatur publizierten Daten durch den Berater. Diese Studie zeigt, daß die Ratsuchenden in bezug auf ihre Entscheidungsfindung in hohem Maße von der akkuraten und qualifizierten Information des Beraters abhängig sind.

Die Beispiele mögen genügen, um zu illustrieren, wie in verschiedenen medizinischen Bereichen Gentests in die Praxis umgesetzt werden. Bei diesen Beispielen wird deutlich, daß die Mehrzahl der Anbieter von Gentests ein informed consent nicht für nötig hält. Darüber hinaus wird deutlich, daß professionelle Anbieter von Gentests den Bedarf, d.h. die Inanspruchnahme steuern können, insbesondere wenn Informationen über die Aussagekraft des Tests zurückgehalten bzw. nicht vermittelt werden (Beispiel Mukoviszidose-Heterozygoten-Testung, Triple-Test). Außerdem wird deutlich, daß Ratsuchende in hohem Maße von der akkuraten Information des Beraters abhängig sind, wenn ihnen z.B. eine Chromosomenkonstitution und deren Ausprägung aus eigener Anschauung nicht bekannt ist.

Genetische Beratung im Zeitalter der molekularen Medizin:
zukünftige Entwicklungen

Was haben wir zukünftig zu erwarten? Es steht sicherlich außer Frage, daß die Gesamtsequenzierung des menschlichen Genoms in der nächsten Dekade abgeschlossen sein wird. Man wird dann die Sequenz sämtlicher menschlicher Gene kennen und diese chromosomal lokalisiert haben. Der Weg von der Sequenz eines Gens bis zur Kenntnis der Funktion des von ihm kodierten Proteins wird aber unendlich länger und mühsamer werden. Bereits heute zeichnet sich ab, daß Protein-Protein-Interaktionen im Organismus, selbst bei Stoffwechselwegen, die früher als vergleichsweise „einfach zu verstehen" eingeschätzt wurden, außerordentlich komplex sind. Somit ist zu erwarten, daß sich noch komplexere menschliche Merkmale, wie zum Beispiel Intelligenz, Charakter etc. einer Analyse auch in der Zukunft weitgehend entziehen werden, zumal hier noch exogene Faktoren einen nicht unwesentlichen Einfluß haben. Die Erbe-Umwelt-Problematik wird also vermutlich in den nächsten Dekaden nicht zu lösen sein. Die Hoffnung, die sich damit verbindet, ist, daß auch einer breiteren Öffentlichkeit bewußt wird, daß der Mensch keineswegs nur die Summe seiner Gene ist und daß damit der gesellschaftlichen Tendenz zum „genetischen Reduktionismus" entgegen gewirkt werden kann.

Es ist weiterhin zu erwarten, daß es zu einem zunehmenden Erkenntnisgewinn in bezug auf krankheitsrelevante Gene beim Menschen kommt. Dies wird zum Verständnis der Pathogenese von menschlichen Erkrankungen in vielen Bereichen der Medizin beitragen. Damit verbunden sein wird die Genetifizierung sämtlicher medizinischen Disziplinen, d.h. humangenetisches Wissen wird Eingang in alle medizinischen Bereiche finden. Die Hoffnung, die sich damit verbindet, ist die auf Heilung oder wenigstens Linderung von genetischen oder genetisch mitbedingten Erkrankungen. Es ist aber nach der bereits heute bestehenden Erfahrung Vorsicht geboten, allzu große Hoffnungen auf mögliche Therapien zu setzen. Vielleicht werden einige der genetischen oder genetisch mitbedingten Erkrankungen heilbar sein. Für viele Erkrankungen und Entwicklungsstörungen wird es aber in absehbarer Zeit weder Therapiemöglichkeiten noch vorbeugende medizinische Maßnahmen im Sinne der Verzögerung oder Verhinderung des Krankheitsausbruches geben. In diesen Fällen bleibt für die betroffenen Familien eine verbesserte prädiktive und pränatale genetische Diagnostik, verbunden mit der Möglichkeit, auf der Grundlage eines Ausschlusses bzw. Nachweises einer Störung, Entscheidungen über die Lebens- und Familienplanung zu treffen. Dies macht auch deutlich, daß die verbesserte Diagnostik die ethischen Entscheidungsdilemmata, die bereits heute bestehen, nicht zu verhindern in der Lage sein wird.

Was das Zeitalter der molekularen Medizin aber ganz gewiß hervorbringen wird, ist eine gigantische Palette von Gentests. Bereits heute sind DNA-Chips in der Entwicklung, mit denen eine Person in einem Arbeitsschritt auf hundert oder mehr genetische Faktoren getestet werden kann. Es ist zu erwarten, daß diese DNA-Technologie automatisierbar und außerdem noch kommerziell gewinnversprechend sein wird, so daß von Seiten der Anbieter vieles für eine Markteinführung spricht. In diesem Zusammenhang ist außerdem zu erwarten, daß von Seiten der Anbieter kaum jemand in der Lage sein wird, die Testergebnisse und deren prädiktiven Wert den Patienten zu erläutern. Eine Selbsthilfegruppe für seltene Erkrankungen (*National Organisation for Rare Disorders*) stellt bereits heute im Internet unter „*Genetic Tests Mishandled*" fest (hppt://www.rarediseases.org/odu/odu/odu/gene/htm), daß ein Drittel der Ärzte, die einen kommerziell angebotenen Test auf Darmkrebs (APC-Gen) bei ihren Patienten durchführen ließen, die Testresultate nicht interpretieren konnte und ihren Patienten deshalb falsche Informationen gaben[19]. Welche Informationsdefizite der Testanbieter zutage treten werden, wenn mit einem DNA-Chip auf hundert oder mehr genetisch bedingte Merkmale oder Prädispositionen getestet werden kann, läßt sich leicht ausmalen.

Brauchen wir also eine „neue" Ethik der genetischen Beratung? Betrachtet man die oben erwähnten Grundprinzipien und Rahmenbedingungen, die für die Durchführung von Gentests von den Fachgesellschaften festgeschrieben wurden: Respektierung des Selbstbestimmungsrechtes, Respektierung des Gleichheitsgrundsatzes und der Vertraulichkeit, Respektierung des Rechtes auf umfassende Aufklärung, Wahrung des Rechtes auf Nichtwissen, Wahrung des *informed consent*, Wahrung der Schweigepflicht und des Datenschutzes, Wahrung der Freiwilligkeit und aktive Förderung der Autonomie der Ratsuchenden im Beratungsprozeß, so scheint dies nicht der Fall zu sein. Bedenken scheinen aber dahingehend angebracht, ob diese Prinzipien bei der bevorstehenden Genetifizierung der gesamten Medizin durchsetzbar sein werden, insbesondere dann, wenn es, wie zu befürchten ist, zu einer zunehmenden Kommerzialisierung kommen wird. Vielleicht stellen wir dann aber auch fest, daß wir so viele Gentests gar nicht brauchen, weil ihr prädiktiver Wert nur sehr gering ist.

Auch die Situation in der genetischen Beratung wird sich im Zeitalter der molekularen Medizin ändern. Das Zeitalter der molekularen Medizin ist nämlich zugleich das Zeitalter der globalen Kommunikation. Bereits heute sind unzählige Links zu Betroffenengruppen und Selbsthilfegruppen im Internet zu finden. Diese Patientenorganisationen sind zum Teil zu Experten gerade für die seltenen monogen bedingten, genetischen Erkrankungen geworden und tragen in erheblichem Maße zur Förderung der Autonomie der Betroffenen bei. Deshalb ist abzusehen, daß sich Betroffene zukünftig nicht nur auf den Rat *eines* Beraters stützen werden, sondern eine Vielzahl von Informationen durch die Selbsthilfeorganisationen zur Entscheidungsfindung einholen. Diese Entwicklung wird im Zeitalter der molekularen Medizin zweifellos auch zu einem anderen Selbstverständnis der Arzt-Patienten-Beziehung führen.

Literatur

[1]Gesellschaft für Humangenetik e. V. Positionspapier der Gesellschaft für Humangenetik e.V. Med. Genetik *8:* 125 (1996).

[2]*Wendt G., U. Theile:* Humangenetik und genetische Beratung. Einführung in das klinische Studium. München, Berlin, Wien.

[3]*Reed, S. C.:* A short history of genetic counseling, Social Biology *332:* 332 (1974).

[4]*Wertz, D., J. Fletcher:* Ethics and genetics. A cross-cultural perspective. Berlin, Heidelberg, New York.

[5]*Nippert, I., G. Wolff:* Ethik und Genetik: Ergebnisse der Umfrage zu Problemaspekten angewandter Humangenetik. Medizinische Genetik *11:* 53 (1999).

[6]*Rogers, C. R.:* Counseling and psychotherapy. Houghton Mifflin, Boston (1942).

[7]*Wolff, G., C. Jung:* Nichtdirektivität und genetische Beratung. Medizinische Genetik *6:*195 (1994).

[8]*Andrews, L. B.* et al.: Assessing Genetic Risks, Implications for Health and Social Policy. National Academy Press, Washington (1994).

[9]*Wertz, D. C.* et al.: Guidelines on Ethical Issues in Medical Genetics and the Provision of Genetic Services. World Health Organization, Hereditary Deseases Programme, Geneva (1995).

[10] *Holtzman, N. A., M. S. Watson* (ed.): Promoting Safe and Effective Genetic Testing in the United States, Final Report of the Task Force on Genetic Testing, NIH. (1997).

[11]*Nippert, I., J. Horst, J. Schmidtke:* Genetic Services in Germany. Eur J Hum Gen, 5 (Suppl. 2). *81:* 88 (1997).

[12]*Nippert, I., J. Horst:* Die Anwendungsproblematik der pränatalen Diagnose aus der Sicht von Beratenen und Beratern – unter besonderer Berücksichtigung der derzeitigen und zukünftig möglichen Nutzung der Genomanalyse. Gutachten im Auftrag des Büros für Technikfolgen-Abschätzung (TAB) beim Deutschen Bundestag, veröffentlicht als TAB-Hintergrundpapier Nr. 2, Bonn (1994).

[13]*Holtzman, N. A.:* Comment in: Proceedings of the International Workshop on Cystic Fibrosis Carrier Screening Development in Europe, Kennedy Institute, Copenhagen-Glostrup, Denmark, November 19th–20th, Münster. *71:* 79 (1992).

[14]*Nippert, I.* et al.: Evaluating Cystic Fibrosis Carrier Screening Development in Northern Europe: Denmark, the Federal Republic of Germany, the Netherlands and the United Kingdom. Report to the European Commission, Brussels (1993).

[15]*Nippert, I.:* Preliminary Report on the Klinefelter case notes, Objective II, DADA, Münster. (1998).

[16]Pschyrembel: Kinisches Wörterbuch. De Gruyter (1994).

[17]*Abramsky, L., J. Chapple:* 47,XXY: Klinefelter syndrome and 47,XYY: estimated rates of and indication for postnatal diagnosis with implications for prenatal counselling. Prenat Diagn. *17:* 363 (1997).

[18]*Nielsen, J.* et al.: Follow-up 20 years later of 34 Klinefelter males with karyotype 47,XXY and 16 hypogonadal males with karyotype 46,XY. Hum. Genet.: *77:* 188 (1987).

[19]*Giardiello, F.M.* et al.: The use and interpretation of commercial APC gene testing for familial adenomatous polyposis. N. Engl. J. Med.: *336:* 823 (1997).

Anschrift der Verfasserin:
PD Dr. rer. nat. Heidemarie Neitzel
Institut für Humangenctik
Genetische Beratungsstelle
Charité, Campus Virchow-Klinikum
Augustenburger Platz 1
D-13353 Berlin

Diskussion

Kunze (Berlin):

Der Patient geht belastet zum Doktor und nach dem Triple-Test braucht er psychologischen Beistand. Wenn ich gelbe Skleren habe und zum Doktor gehe, bin ich auch angstbelastet, und mir hilft keiner, meine Angst zu nehmen vor einer aggressiven Hepatitis. Warum soll immer wieder die Genetik nur den Schwerpunkt ihrer Arbeit mit den Psychologen teilen, dann brauchen alle anderen medizinischen Disziplinen eben auch psychologischen Beistand?

Neitzel (Berlin):

Ich denke, daß unser System in diesem Zusammenhang auch einfach schlecht ist. Wenn wir mal über den Tellerrand Deutschland hinausgucken, dann sehen wir, daß dieses Problem in vielen Ländern gelöst ist, daß die *genetic nurses* oder *genetic midwives*, Hebammen oder Schwestern, auch die Beratung zur Pränataldiagnostik übernehmen. Es macht natürlich keinen Sinn, wenn jemand Pädiater, dann den Facharzt für Humangenetik gemacht hat, also eine zehnjährige Ausbildung hinter sich hat, dann noch ein Training vielleicht in einem humangenetischen Institut, Frauen zur Pränataldiagnostik berät.

Kunze (Berlin):

Ich halte nur fest, daß die letzte Verlautbarung der Bundesärztekammer dagegen spricht. Es ist im November 1998 publiziert worden im Deutschen Ärzteblatt, daß nur Ärzte pathologische Befunde an ihre Patienten mitteilen dürfen. Das ist Faktum zur Zeit. Es mag in zwei Jahren anders sein. Aber das ist der Stand der Dinge.

Zum zweiten: 31% der Ärzte in Amerika können molekular-genetische Befunde nicht interpretieren. Da hat doch die Humangenetik versagt. Warum sind an deutschen humangenetischen Instituten keine Lehrstühle für Kliniker geschaffen worden? Die Fragen der Kliniker sind so drängend, daß die Institute für Humangenetik dem nicht mehr Herr werden können. Die an Zahl zunehmenden molekulargenetischen kleinen Laboratorien – diese arbeiten vielleicht nicht im Sinne der strengen Naturwissenschaft – müssen arbeiten, weil es gilt, diese Fragen zu beantworten. Das darf nicht zu einem Vorwurf an die niedergelassenen Ärzte, die schlecht genetisch informiert sind, führen, der Finger muß auf die eigene Schuld, auf die Institute der Humangenetik gerichtet werden.

Neitzel (Berlin):

Es geht nicht um Schuldzuweisung. Es geht einfach darum, zu zeigen, wie niedergelassene Ärzte ausgebildet sind, um solche Befunde interpretieren zu können.

Kunze (Berlin):

Die Molekulargenetik wird im Wissensstand dramatisch zunehmen. Wenn wir mit unseren voraussehbaren Chip-diagnostischen Methoden so viel Information gewinnen, können wir diese nicht praktisch umsetzen. Wir finden keinen klinischen Phänotyp dazu. Wenn ich am Freitagnachmittag – wie gerade passiert – um ½ 4 ein Kind, das ich nach 2½ Jahren im Alter von 2½ Jahren wiedersehe, und sage, jetzt sieht es ja so aus wie ein xyz, also richten Sie mal bitte die Gensonde auf das Chromosom, erst dann kommen wir zur gemeinsamen Diagnostik. Sie können nicht über das ganze unbekannte Chromosom beraten.

Neitzel (Berlin):

Meine Kritik setzt da an, daß diese Chips entwickelt werden, ob wir es wollen oder nicht. Und sie werden völlig unreflektiert angewandt werden, das ist meine Befürchtung.

N. N.:

Hier wurde bei dem Blick zurück und nach vorn mehrfach das Wort Eugenik benutzt. Wer die amerikanische Ethikliteratur durchforstet, findet dieses Wort auch, doch dort geht man ganz unbefangen damit um. Wir brauchen dieses Wort nicht. Dazu ist unsere Vergangenheit zu sehr belastet, und beim Blick in die Zukunft impliziert es eigentlich eine ganz falsche Grundhaltung, als würden wir das Genom ändern wollen oder die Absicht dazu haben. Wofür brauchen wir das Wort überhaupt: Eugenik?

Neitzel (Berlin):

Ich denke, das ist ein feststehender Begriff, der historisch geprägt worden ist. Natürlich ist er mißbraucht worden, aber ich denke, man muß auch das Recht haben, dieses einfach so zu benennen und zu sagen.

Schwinger (Lübeck):

In diesem Zusammenhang ist es sicher sehr wichtig zu wissen, daß die *American Society of Human Genetics* kürzlich gefordert und empfohlen hat, daß Autoren den Begriff „Eugenik" nicht mehr verwenden sollen. Dieser Begriff darf in dem *American Journal of Human Genetics* nicht benutzt werden. Man sollte diesen Begriff auch bei uns nur benutzen, wenn er vorher streng definiert wird, und jeder Autor zuvor praktisch belegt, was er darunter versteht.

Im Rückblick:

Genetik und Gesellschaft[1]

L. S. Penrose

Francis Galtons Weltanschauung gipfelte in seinem Wunsch, die natürliche Auslese durch einen weniger grausamen, barmherzigeren und dabei nicht weniger wirkungsvollen Vorgang zu ersetzen und milde Methoden zu finden, die menschliche Art und damit auch die menschliche Gesellschaft zu verbessern.

Obwohl ich *Galton* als Wissenschaftler stets bewundert habe, und obwohl sein Ziel vernünftig und human erscheint, konnte ich der Idee der Eugenik nie zustimmen.

Ich will in diesem Beitrag einige der Gründe für meine Ablehnung derjenigen Auffassungen und Maßnahmen darlegen, die man seit *Galton* unter dem Begriff Eugenik zusammenfaßt. Darüber hinaus will ich zeigen, daß die Wissenschaft der Genetik und speziell der Humangenetik auch dann für die menschliche Gesellschaft von großem Wert sein kann, wenn sie in einer Weise angewandt wird, die den anerkannten Grundsätzen der Medizin entspricht.

Die Idee der Eugenik geht davon aus, daß die menschliche Rasse durch Zufallsprozesse, die über Millionen von Jahren wirksam waren, auf ihre gegenwärtige, höchst unvollkommene Stufe an der Spitze der biologischen Entwicklung gelangt ist, und daß wir nun in der Lage sind, dank unserer Kenntnis der Genetik die menschliche Rasse in schnellerem Tempo zu verbessern.

Infolge der langen Generationsdauer des Menschen (von 30 Jahren) muß man allerdings auch so noch eher in Zeiträumen von Jahrtausenden als von Jahrhunderten rechnen. Zwei Fragen stellen sich sofort.

1. Welche Art von Mensch ist die erstrebenswerteste?
   und
2. Können genetische Veränderungen derart bewirkt werden, daß alle Menschen die bestmöglichen Eigenschaften aufweisen?

Es wird im allgemeinen und ohne Diskussion angenommen, daß für das Gedeihen der Zivilisation der Mensch gesund, intelligent und ausgeglichen sein sollte. Das durch genetische Manipulation zu erreichen, ist jedoch keineswegs einfach. Sobald wir langfristige Pläne entwerfen, tauchen grundsätzliche Schwierigkeiten auf.

Die Verwirklichung der Erbanlagen eines bestimmten Menschen – etwa der Anlagen für seine körperliche und geistige Gesundheit und für seine Intelligenz – ist unausweichlich in gewissem Umfang von der Umwelt dieses Menschen abhängig. Daraus ergibt sich, daß die biologische „Fitneß" des Menschen, also seine Tüchtigkeit und das Ausmaß seiner Anpassung, ständigen Veränderungen unterworfen sein muß:

Eine erbliche Eigenschaft, die unter bestimmten Umweltbedingungen oder zu einer bestimmten Zeit durchaus mit voller Gesundheit vereinbar ist, kann sich unter anderen Verhältnissen als Defekt oder Krankheit auswirken.

---

[1] aus *Wendt, G. G.* (Ed.): Genetik und Gesellschaft, Marburger Forum Philippinum 1969, Stuttgart 1970

Ein klassisches Beispiel bietet uns das Gen für den Verlust des Haarkleides, das zum Beispiel bei der Maus einen unter normalen Umständen mit dem Leben nicht zu vereinbarenden autosomal-rezessiven Defekt bedingt. Beim heutigen Menschen ist diese Anlage allgemein verbreitet; von den heißesten Ländern abgesehen ist deshalb eine durch die Kleidung geschaffene künstliche Umwelt notwendig.

Einige weniger unangenehme Eigenschaften, die nur einen Teil der Bevölkerung treffen, wie Kurzsichtigkeit und Farbenblindheit, mögen unter primitiven Verhältnissen neben ihren offensichtlichen Nachteilen auch gewisse Vorteile gehabt haben, etwa indem sie die Fähigkeit vermittelten, kleine Gegenstände besser zu sehen oder eine Tarnfärbung besser zu durchschauen. Unter den Bedingungen unserer Zivilisation stellen sie Defekte dar, die aber korrigiert oder jedenfalls toleriert werden können.

Selbst bei einigen erblichen Defekten mit unzweifelhaftem Krankheitswert, die in der Vergangenheit zu vorzeitigem Tode führten, ist heute eine so wirkungsvolle Behandlung verfügbar, daß sie praktisch keine Behinderung mehr darstellen. Die Zuckerkrankheit ist ein Beispiel dafür.

All das zeigt, wie schwierig es ist, abzuschätzen, als wie günstig oder ungünstig eine bestimmte Erbanlage eingestuft werden muß. Die Entscheidung wird dadurch noch weiter erschwert, daß einige Gene, die im homozygoten, also im reinerbigen Zustand – für ihren Träger einen Auslesevorteil bewirken können.

Was ich hier klarmachen möchte, ist ganz einfach, daß langfristige eugenische Planungen dadurch schwerwiegenden Einschränkungen unterliegen, daß wir keineswegs immer sagen können, ob ein Gen auf die Dauer gesehen wertvoll oder schädlich ist.

Nehmen wir für den Augenblick einmal an, die Ziele einer positiven Eugenik seien vernünftig, und betrachten wir, welche Vorschläge zu ihrer Verwirklichung gemacht wurden und wie deren Auswirkungen aussähen.

Wir haben bereits festgestellt, daß die Erfolgsaussichten des Versuches, eine Elitegruppe so zu züchten, wie man etwa Tiere züchtet, gering sind, weil die menschliche Fortpflanzung zu lange Zeit benötigt und weil es schwierig ist, genau zu sagen, welche Eigenschaften man nun bevorzugen soll.

In der Pferdezucht zum Beispiel muß zu allererst einmal entschieden werden, ob man ein Zugpferd oder ein Rennpferd benötigt, sonst wären viele Jahrhunderte züchterischer Anstrengungen sinnlos. Die Bedürfnisse von Menschen zukünftiger Generationen, wie sie Jahrhunderte nach uns leben, sind vielleicht von unseren heutigen sehr verschieden.

Die möglichen Methoden der Zucht müssen ebenfalls sorgfältig bedacht werden. Das normale Vorgehen des Züchters, nämlich die Vereinheitlichung eines Stammes durch Inzucht, führt dadurch zu einer Fixierung genetischer Eigenschaften, daß man möglichst viele Anlagen homozygot macht. Wie jeder Züchter weiß und wie auch die Erfahrung mit dem Menschen zeigt, hat dies auch Nachteile. Der Heterozygotenvorteil, die oft größere Lebenskraft und Fruchtbarkeit der Heterozygoten, geht bei solcher Inzucht verloren.

Außerdem müssen wir zu allererst entscheiden, welche Zuchtrichtung nun die beste ist.

Wünschen wir Menschen von vorwiegend kleiner oder großer Statur?

Sollten sie für den Rhesusfaktor positiv oder negativ sein? Obwohl für den Rhesusfaktor heterozygote Individuen besonderen Risiken ausgesetzt sind, ist es recht wahrscheinlich, daß es bei einigen anderen Erbanlagen am günstigsten ist, sie in heterozygoter Form zu besitzen.

Das trifft wahrscheinlich für quantitative Merkmale zu, wo die Extreme, zu groß oder zu klein, wie zum Beispiel beim Geburtsgewicht, ungünstiger sind als das Mittelmaß.

Ich hatte schon erwähnt, daß es Gene gibt, die im homozygoten Zustand ihren Träger schwer krank machen, während sie in heterozygotem Zustand ihrem Träger unter bestimmten Umweltbedingungen einen deutlichen Auslesevorteil gegenüber den homozygotgesunden Mitmenschen verschaffen. Als Beispiel will ich hier das Gen für das Sichelzellen-Hämoglobin nennen. Wer dieses Gen homozygot, also zweifach besitzt, der leidet an erheblicher Blutarmut und ist ein schwerkranker Mensch. Wer aber das gleiche Gen heterozygot, also in einfacher Dosis, aufweist, der ist nicht ernsthaft krank, wohl aber gegen den Erreger der tropischen Malaria geschützt. In den Gegenden der Welt, in denen die Malaria häufig ist, haben also die Heterozygoten einen erheblichen Auslesevortell gegenüber ihren Mitmenschen.

Bei der Fortpflanzung von Menschen, die für ein bestimmtes Gen heterozygot sind, treten in einem gewissen Prozentsatz immer auch Nachkommen auf, die für das Gen homozygot sind. Es ist daher mit keinem Zuchtsystem möglich, mehr als $^2/_3$ einer Bevölkerung ständig für ein bestimmtes Gen heterozygot zu halten.

Tatsächlich ist es weit schwieriger, für wünschenswert gehaltene Eigenschaften in eine Bevölkerung hineinzuzüchten, wenn man gleichzeitig anstrebt, die Bevölkerung für möglichst viele Gene heterozygot zu halten.

Es ist klar, daß Galton unzulässig optimistisch war, wenn er behauptete, es wäre durchaus möglich, durch sorgfältige Auswahl der Ehepartner eine hochbegabte Rasse von Menschen zu züchten.

Verschiedene künstliche Methoden für eine Verbesserung des menschlichen Stammes wurden vorgeschlagen, aber die meisten waren aus dem einen oder anderen Grunde sehr unbefriedigend.

Der Gedanke der Zuchtverbesserung durch künstliche Befruchtung ausgewählter Frauen mit Sperma von Männern, die hervorragende geistige Leistungen aufwiesen, hat bei vielen Leuten Anklang gefunden, aber auch er beinhaltet offensichtliche Absurditäten.

Erstens ist die genaue genetische Ausstattung, die ein Genie ausmacht, nicht bekannt und die Annahme, daß diese dominant vererbt werde, ist nicht begründet.

Weiterhin könnten manche besonderen Fähigkeiten hervorragender Männer durch Umweltfaktoren bestimmt und nicht übertragbar sein.

Zweitens wäre eine Massenvaterschaft dieser Art nicht ohne genetisches Risiko, denn verborgene, heterozygot vorhandene Gene für ungünstige, rezessiv erbliche Merkmale oder Chromosomenanomalien könnten, sofern sie bei einem als Spender ausgewählten Manne vorhanden wären, weit verbreitet werden.

Drittens würde die Auswahl eines solchen Massenspenders scharfe gesellschaftliche Probleme aufwerfen und mächtige Herrscher könnten den Wunsch haben, solcherart ihr eigenes Geschlecht zu verewigen ohne Rücksicht auf genetische Konsequenzen.

Die praktischen Möglichkeiten, die Menschheit durch negative Eugenik günstig zu beeinflussen, schienen immer größer als die Aussichten für eine erfolgreiche positive Eugenik.

Der Gedanke der Verhütung der Geburt von Erbkranken durch Beratung und Empfängnisverhütung oder sogar Ausmerzung, ist einfach und unmittelbar einleuchtend.

Ich habe von begeisterten Verfechtern einer Erbgesundheitspflege die Ansicht vertreten gehört, daß wir die menschliche Rasse von schlechten Genen ebenso reinigen könnten, wie wir Bakterien vertilgen, um eine Sepsis zu verhüten.

Jede Methode mit diesem Ziel läuft im Effekt darauf hinaus, die natürliche Auslese dadurch zu beschleunigen, daß man versucht, Träger ungünstiger Gene zu eliminieren oder von der Fortpflanzung auszuschließen. Ein solches Vorgehen könnte theoretisch nicht mehr bewirken, als die ungünstigen Mutanten ebenso auszumerzen, wie sie auch im Dschungel vor der Entwicklung unserer Zivilisation ausgemerzt wurden.

Schwere Defekte, soweit sie durch geschlechtsgebundene oder autosomal-dominante Gene bedingt sind, stehen bereits unter starkem Selektionsdruck und halten sich nicht über viele Generationen. Die Selektion gegen letale rezessive Merkmale ist stark, aber sehr langsam in ihrer Auswirkung.

Tatsächlich können Erbleiden niemals ausgerottet werden, weil Mutationen ständig neu auftreten, sowohl als Genmutationen, das heißt Veränderung der Desoxyribonukleinsäure (DNS) wie auch in der Struktur und Verteilung der Chromosomen.

Mutationen können niemals ganz verhindert werden. Sie sind in der Tat Teil des Evolutionsvorgangs, auch wenn sie nur sehr selten einen Vorteil für ihren Träger bedeuten.

Schließlich sind die Methoden der negativen Eugenik, wenn sie konsequent angewendet werden sollen, nicht nur bemerkenswert unwirksam, sondern im Hinblick auf alle Normen menschlicher Beziehungen völlig unannehmbar.

Nach meiner Überzeugung ist deshalb eine Manipulation der Vererbungsvorgänge beim Menschen, mit dem Ziel einer Verbesserung der Art, beim gegenwärtigen Stand unseres Wissens weder wünschenswert noch durchführbar.

Wozu können wir dann unsere Kenntnisse in der Genetik überhaupt anwenden? Die Antwort ist einfach:

Wir können die Humangenetik als ein Spezialfach der Medizin einsetzen, um Schmerzen und Leiden einzelner Patienten und ihrer unmittelbaren Nachkommen zu vermeiden oder zu erleichtern. Wie auf anderen Gebieten der Medizin auch, haben wir zwei Ziele: Behandlung und Vorbeugung.

Lassen Sie mich an dieser Stelle eine Anmerkung machen, die mir nicht nur im Hinblick auf die Situation in Deutschland angebracht erscheint:

Wenn man die Humangenetik als ein Spezialfach der Medizin im Interesse der Patienten wirksam einsetzen will, dann muß nicht nur die Ausbildung und die Fortbildung der Ärzte auf diesem Gebiet verbessert werden. Dann ist es auch notwendig, in den letzten Schuljahren aller Schultypen den jungen Menschen einige Grundgedanken der Humangenetik zu vermitteln und so in der gesamten Bevölkerung das Verständnis für die besondere Problematik zu wecken, die mit erblich bedingten Krankheiten und mit der Vorbeugung auf diesem Gebiet verbunden ist.

Die Vererbungswissenschaft hat die Behandlung von Krankheiten in ganz besonderer Weise durch die Erkenntnis beeinflußt, daß die Wirkung von Genen in genau umschriebenen biochemischen Veränderungen besteht.

Diese Vorstellung wurde 1902 von *Garrod* erstmals im Zusammenhang mit der Alkaptonurie vertreten und durch die Untersuchung der Farbentwicklung bei Pflanzen (*Scott-Moncrieff*) sowie später in genetischen Untersuchungen an Schimmelpilzen

(Beadle u. tatum) weiter entwickelt. Die Tatsache, daß mutierte Gene andauernde Abweichungen des Stoffwechsels verursachen, wurde in der menschlichen Genetik erst um 1958 weithin akzeptiert, obwohl *Haldane,* diese Meinung fast dreißig Jahre vorher vertrat. Diese Kenntnis gibt uns die Möglichkeit, gezielt nach Behandlungsverfahren zu suchen, die die Wirkung einer bestimmten nachteiligen Genänderung ausgleichen können. Dies ist bei der Phenylketonurie, der Histidinaemie, der hepatolentikulären Degeneration (der *Wilson*schen Krankheit) und anderen Leiden bereits mit Erfolg geschehen.

Diese Erkenntnisse über die stoffliche Genwirkung führen auch zu einem neuen und exakten Verständnis von Begriffen wie Konstitution oder Diathese.

Das wird durch die Beobachtung von Unterschieden in der Verträglichkeit von Arzneimitteln und von normalen Nahrungsmitteln bei Menschen mit verschiedener genetischer Ausstattung verdeutlicht. Typische Beispiele sind die gefährlichen Reaktionen von Individuen, die für das Gen für Pseudocholinesterasemangel homozygot sind, auf Succinyldicholin (Suxamethonium), einem Mittel, das zur Aufhebung der Muskelspannung bei manchen Operationen als Narkosezusatz verwendet wird. Auch die nachteiligen Wirkungen von Wasserstoffsuperoxyd bei Personen mit Akatalasaemie, die Milchunverträglichkeit bei Galactosaemie und die Empfindlichkeit von Menschen mit einem Glucose-6-phosphatdehydrogenase-Mangel für viele Medikamente und einige häufige Gemüsesorten können hier als Beispiele genannt werden.

Das Wissen, daß diese chemische Besonderheit bei diesen Patienten spezifisch und bleibend ist, ermöglicht es, präventive Behandlung exakt zu planen.

Viele Leute vertreten die Auffassung, daß alle Neugeborenen mit Suchtests auf Stoffwechselstörungen untersucht werden sollten, damit die Behandlungsmöglichkeiten optimal genutzt werden können. Angesichts dessen, daß Tausende von Tests durchgeführt werden müssen, die in ihrer großen Mehrzahl negativ verlaufen, ist es nicht ganz einfach, die zuständigen Stellen von der Notwendigkeit dieses Vorgehens zu überzeugen.

Ein klassisches Beispiel für den vorbeugenden Gebrauch genetischer Kenntnisse war die Verhütung unverträglicher Bluttransfusionen, die durch Landsteiners Entdeckung der ABO-Blutgruppen möglich wurde.

Ein neues, überzeugendes Beispiel ist die vorbeugende Behandlung der Erythroblastosis foetalis bei Rhesus-Unverträglichkeit durch Immunisierung der Mutter gegen foetale rote Blutzellen, so daß die Produktion abnormer Antikörper vermieden wird.

Solch ein prophylaktisches Vorgehen unterscheidet sich grundsätzlich von den radikaleren Vorschlägen, deren Ziel es ist, die Geburt von Individuen mit einem schweren erblichen Defekt zu verhindern. Der übliche medizinische Weg hierzu ist die genetische Beratung prospektiver Eltern, nachdem man, soweit möglich, alle entscheidenden Informationen über die Familie eingeholt hat.

Man kann dann, die Wahrscheinlichkeit dafür angeben, daß ein Kind ein bestimmtes Leiden oder Merkmal haben wird.

Wenn zum Beispiel beide Eltern mit einer bekannten Wahrscheinlichkeit ein bestimmtes Gen einer rezessiv-erblichen Krankheit besitzen, dann kann die Wahrscheinlichkeit dafür, daß ein Kind das Leiden haben wird, nach der Formel errechnet werden:

$1/4$ mal dem Produkt aus der Wahrscheinlichkeit jedes Elternteils, Genträger zu sein. Ist der Erbmodus des betrachteten Leidens unbekannt, wie das bei vielen Defekten von der Anenzephalie bis zur Schizophrenie der Fall ist, dann muß die Abschätzung der Gefährdung sich auf vorhandene, statistisch gesicherte Familiendaten stützen. Die Methode ist als „empirische Erbprognose" bekannt.

Bei Chromosomenaberrationen, das sind unter dem Mikroskop sichtbare Abweichungen von der normalen Struktur der Chromosomen, kann mitunter die Gefährdung recht genau bestimmt werden, dann zum Beispiel, wenn ein Elternteil Träger einer sogenannten Translokation ist. Betrifft diese Translokation die Fusion je eines Chromosoms aus den Gruppen D und G (die Chromosomen des Menschen werden in sieben Gruppen eingeteilt), so kann bei den Kindern das Downsche Syndrom auftreten – eine Krankheit, die man auch als Mongolismus oder mongoloide Idiotie bezeichnet hat. Findet man die Translokation bei der Mutter, so hat jedes Kind eine Erkrankungswahrscheinlichkeit von ungefähr 20 Prozent. Besteht die gleiche Anomalie beim Vater, so beträgt die Erkrankungschance für jedes Kind etwa 10%.

Unsere Kenntnis über die genaue Lage bestimmter Gene auf einzelnen menschlichen Chromosomen ist in raschem Fortschreiten. Daraus wird sich eine größere Genauigkeit für die genetische Beratung in allen den Fällen ergeben, in denen Kopplungsbeziehungen festgestellt werden können.

Eine besondere Überlegung erfordern solche Merkmale, die gewöhnlich auf Neumutationen zurückzuführen sind. Die spontane Häufigkeit solcher Krankheiten kann in Abhängigkeit von Umweltfaktoren schwanken. Eine Exposition für Mutagene kann das Risiko allgemein erhöhen.

In bestimmten Fällen kann das Alter des Vaters, zum Beispiel bei der Achondroplasie, oder in anderen das Alter der Mutter von entscheidender Bedeutung sein, wie zum Beispiel bei den Trisomien der Autosomen und einigen Aberrationen der X-Chromosomen. In jüngster Zeit ist der Möglichkeit, die Genauigkeit der genetischen Beratung durch direkte Untersuchung foetaler Zellen zu verbessern, erhebliche Aufmerksamkeit geschenkt worden. Diese Methoden sind zur Zeit noch in einem Versuchsstadium. Die Gewinnung von Amnionzellen oder sogar die Biopsie von foetalem Gewebe für die Zellkultur oder chemische Untersuchungen sind nicht ohne Gefahr für den Foeten. Der Eingriff selbst kann einen Abort induzieren. Normale weibliche Zellen in der Kultur können zudem von der Mutter stammen und nicht vom Foeten. Eine interessante, noch nicht häufig ausgenutzte Möglichkeit besteht in der Suche nach foetalen Zellen im zirkulierenden Blut der Mutter. Das kann die praenatale Geschlechtsbestimmung leicht machen und sollte wertvoll sein, wenn für männliche Nachkommen eine hohe Wahrscheinlichkeit besteht, ein x-chromosomales Leiden zu haben.

Es ist ein feststehender Grundsatz in der Medizin, daß der Patient die Entscheidung darüber, wie auf der Basis eines erteilten Rates nun verfahren werden soll, selbst trifft. Nur ganz ausnahmsweise, wenn der Patient non compos mentis ist (nicht im Besitz seiner geistigen Kräfte), kann die Entscheidung von anderen getroffen werden und dann nur unter den schärfsten Sicherheitsvorkehrungen zum Schutz seiner individuellen Rechte.

Einige sehr ernste ethische Probleme können entstehen, wenn der Foetus ebenfalls als ein Mitglied der Gesellschaft mit eigenen Rechten betrachtet wird, die denen eines eigenen, selbständigen Individuums entsprechen. Weiter kann der einer Mutter erteilte Rat gegen ihre religiösen Grundsätze verstoßen.

Trotz solcher Schwierigkeiten ist es beachtenswert, daß in der Praxis diejenigen Patienten, die genetischen Rat suchen und erhalten, zumeist dann auch so handeln, wie man es im allgemeinen als vernünftig bezeichnen würde:

Sie vermeiden Risiken, die schwerwiegend sind und akzeptieren solche mäßigen Grades. Eine geschickte Beratung über eine lange Zeit hinweg wird unzweifelhaft zu einer zwar sehr geringen, aber fortschreitenden Verminderung schwerer Erbleiden in der Bevölkerung führen.

Einige soziologische Veränderungen, die sich vom Standpunkt der medizinischen Genetik günstig auswirken, sind schon beinahe zufällig in den westlichen Bevölkerungen im Gange. Eine davon ist ein Seltenerwerden von Verwandtenehen, wodurch die Häufigkeit rezessiver Erbleiden absinkt. Ein weiteres Beispiel ist die Tendenz, daß immer weniger Frauen in späteren Altersstufen Kinder haben. Dadurch werden Trisomien seltener. Eine andere Entwicklung ist die Verbesserung von Vermittlungsmöglichkeiten von Adoptivkindern, durch die prospektiven Eltern geholfen werden kann, deren genetisches Risiko für eigene Kinder unerträglich hoch erscheint.

Auf der anderen Seite finden wir die fanatischen und phantasiebegabten Leute, die uns versichern, daß in wenigen Jahrzehnten die menschliche Fortpflanzung vollständig im Laboratorium durchgeführt werden wird.

Die Befruchtung erfolgt mit vorher ausgewählten Ei- und Samenzellen, die Entwicklung und das Wachstum verlaufen in Nährlösungen und die Erziehung wird, von Computern gesteuert, mechanisch durchgeführt.

Etwas dieser Art wäre das logische Ergebnis der Weltanschauung von *H. J. Muller*, der die Ansicht vertrat, das genetische Material sei die letzte und äußerste Realität.

Die Gene seien unsere Herren. Sie benutzten die menschliche Rasse und unsere ganze Zivilisation für ihre eigenen Zwecke, das heißt, sich selbst unsterblich zu machen. Deshalb müßte unsere wahre Bestimmung in dem Versuch liegen, ohne Rücksicht auf persönliche Interessen vollkommene Gene zu produzieren. Das aber könne wohl am besten mechanisch geschehen. Auf dieses Ziel sollte alles Bemühen der Menschen gerichtet sein.

In einer idealen Welt sollten also die Menschen zu einer Art mit nur vollkommenen Individuen entwickelt werden, die alle einander außerordentlich ähnlich, tüchtig und brauchbar wie Ameisen wären. Diese vollkommene Menschenrasse wird dann voraussichtlich auch in der Lage sein, andere Planeten und Sonnensysteme zu kolonisieren. Menschliche Werte, wie sie heute und für Tausende von Jahren galten, werden durchweg dem technologischen Fortschritt untergeordnet werden, für den das Erbe von *Shakespeare*, *Bach* und *Michaelangelo* in gleicher Weise bedeutungslos sein wird.

Es ist letzten Endes eine Frage der persönlichen Auffassung, aber ich für meinen Teil, würde lieber in einer genetisch unvollkommenen Gesellschaft leben, die menschliche Werte des Lebens erhält, als in einer, in der technologische Normen alles beherrschen und die Erbanlagen perfekt wären. So ist es vielleicht ein wohltuender Gedanke, daß solch eine Revolution in vorhersehbarer Zeit nicht möglich sein wird.

Öffentlicher Vortrag zum Marburger Forum Philippinum 1969,
veranstaltet von dem Marburger Universitätsbund

Dieser Vortrag zu einer so wichtigen Frage bedeutet für mich eine besondere Ehre. Vielleicht darf ich eine gewisse Berechtigung, meine Ansichten zum Thema „Genetik und Gesellschaft" darzulegen, aus der Tatsache ableiten, daß ich 20 Jahre lang die von Francis Galton, dem Begründer des für unsere Tagung so wichtigen Begriffes Eugenik, geschaffene Professur innehatte.

Teilnehmer

Bauer (Rostock)
Becker (Berlin)
Benzing (Berlin)
Bierlich (Berlin)
Birke (Berlin)
Blandfort (Landau)
Boden (Berlin)
Brand (Bielefeld)

Chen (Berlin)

Defort (Berlin)
du Bois (Leinfelden/Echterdingen)
Dudenhausen (Berlin)

Eck (Berlin)
Eggert (Landshut)
Estévez-Schwarz (Berlin)

Fischer (Kiel)
Focke (Berlin)

Gaedicke (Berlin)
Gortner (Gießen)
Grosse (Berlin)

Hagedorn-Greiwe (Lübeck)
Hansmann (Bonn)

Ihmann (Berlin)

Keles (Berlin)
Kilias (Berlin)
Kozlowski (Düsseldorf)
Kunze (Berlin)
Kunze (Gelsenkirchen)

Laaß-Spohn (Berlin)
Loggen (Berlin)
Luft (Berlin)

Machlitt (Berlin)
Major (Berlin)
Mehner (Berlin)
Meyer (Berlin)
Miehlke (Berlin)
Mpratidon/Thessaloniki (Griechenland)

Mücke (St. Ingbert)
Müller-Lissner (Berlin)

Nedde (Frankfurt/Main)
Neitzle (Berlin)
Neumann-Strätz (Berlin)
Noll (Berlin)

Pichlhofer (Berlin)
Pöpperl (Berlin)
Pötschick (Berlin)
Prümke (Berlin)
Purmann (Lübeck)

Richter-Ehrenski (Berlin)
Rogalski (Berlin)

Sarioglu (Berlin)
Schlegelberger (Kiel)
Schrum (Berlin)
Schulze (Berlin)
Schulzke (Berlin)
Schwarz (Berlin)
Schwinger (Lübeck)
Spiegl (Butzbach)
Spiegl (Butzbach)
Spitzer (Berlin)
Stein (Berlin)
Stopp (Binz)
Stopp (Elsterwerda)
Stürzbecher (Lübeck)

Thiele (Halle)
Thomas (Berlin)
Tittelbach (Nürnberg)
Tober (Schwedt/O.)

Ungruhe (Berlin)

Vogler (Berlin)

Wagenmann (Berlin)
Weiß (Berlin)
Wiederholt (Berlin)

Ziegen (Berlin)
Zühlke (Lübeck)

Verzeichnis der genetischen Beratungsstellen in der Bundesrepublik Deutschland*

Abt. klin. Cytogenetik des Klinikums der RWTH,
Pauwelsstr. 30, **52057 Aachen,** Tel.: 0241/8089591

Dr. Jörg Lüdcke, Brunnenweg 12, **31061 Alfeld,** Tel.: 05181/5852

Dr. Ursula Seltz, Pfaffengasse 13, **63739 Aschaffenburg,** Tel.: 06021/13447

Dr. Dagmar Vögtel, Böckergasse 5, **86150 Augsburg,** Tel.: 0821/514501

Kreiskrankenhaus Aurich, Wallinghausener Str. 8, **26586 Aurich,** Tel.: 04941/941501

Dr. Holger Wassmann, Lichtentaler Str. 13, **76530 Baden-Baden,** Tel.: 07221/33388

Dr. Michael Brackertz, Erlichstr. 15, **96050 Bamberg,** Tel.: 0951/12059

Dr. Petra Jäger-Hirn, Bensberg Falltorstr. 10, **51429 Bergisch Gladbach,** Tel.: 02241/924389

Genetische Beratungsstelle, Institut für Humangenetik, Charité Campus,
Virchow-Klinikum, Augustenburger Platz 1, **13353 Berlin,** Tel.: 030/45066052

Institut für Medizinische Genetik, Charité Campus Mitte,
Schumannstr. 20/21, **10117 Berlin,** Tel.: 030/28023302

Humangenetische Beratungsstelle,
Kinderklinik des Klinikums Berlin-Buch, Wiltbergstr. 50, **13122 Berlin,** Tel.: 030/94013221

Dr. Lutz Pfeiffer, Frankfurter Allee 111, **10247 Berlin,** Tel.: 030/4229333554

Dr. Ines Schulzke, Drakestr. 42, **12205 Berlin,** Tel.: 030/8316609

Institut für Genetik,
Molekulare Humangenetik, Universitätsstr. 150, **44801 Bochum,** Tel.: 0234/7003839

Institut für Humangenetik der Universität, Wilhelmstr. 31, **53111 Bonn,** Tel.: 0228/2872347

Zentrum für Humangenetik der Universität,
Leobener Str., ZHG, **28359 Bremen,** Tel.: 0421/2182589

Dr. Bärbel Spiegl, Marktplatz 21/22, **35510 Butzbach,** Tel.: 06033/60016

Humangenetisches Zentrum der Frauenklinik, Flemmingstr. 4, **09116 Chemnitz,** Tel.: 0371/332220

Dr. Peter Küpferling, Marienstr. 27, **03046 Cottbus**

Zentrum für genetische Beratung,
Städt. Kliniken, Beurhausstr. 40, **44137 Dortmund,** Tel.: 0231/16933

Institut für Klinische Genetik,
Universitätsklinikum der TU, Fetscherstr. 74, **01307 Dresden,** Tel.: 0351/4583445

Dr. Raimund Fahsold, Gemeinschaftspraxis, Seminarstr. 22, **01067 Dresden,** Tel.: 0351/4942406

Humangenetische Beratungsstelle,
St. Marien-Hospital, Hospitalstr. 44, **52353 Düren,** Tel.: 02421/805395

Institut für Humangenetik der Universität, Universitätsstr. 1, **40001 Düsseldorf,** Tel.: 0211/3112355

PD Dr. Peter Kozlowski, Graf-Adolf-Straße 35, **40210 Düsseldorf,** Tel.: 0211/384570

Dr. Günter E. Vörg, Hauptstr. 137, **69214 Eppelheim,** Tel.: 06621/764548

Dr. Stephanie Demuth, Geschwister-Scholl-Str. 6, **99085 Erfurt,** Tel.: 0361/598190

---

* Das Verzeichnis erhebt keinen Anspruch auf Vollständigkeit

Institut für Humangenetik der Universität,
Schwabachanlage 10, **91054 Erlangen,** Tel.: 09131/852318

Institut für Humangenetik,
Universitäts-Klinikum, Hufelandstr. 55, **45147 Essen,** Tel.: 0201/7234560

Institut für Humangenetik der Universität,
Theodor-Stern-Kai 7, **60590 Frankfurt/Main,** Tel.: 069/63015678

Dr. Ulrike Beudt, Cronstettenstr. 52, **60322 Frankfurt,** Tel.: 069/5961142

Dr. Gudrun Schmidt, Eifelstr. 61, **60529 Frankfurt/Main,** Tel.: 069/355137

Humangenetische Abt. der Kinderklinik,
Müllroser Chaussee 7, **15236 Frankfurt/Oder,** Tel.: 0335/6308067

Institut für Humangenetik der Universität,
Breisacher Str. 33, **79106 Freiburg,** Tel.: 0761/2707056

Dr. Michael Schulte-Valentin, Bertoldstr. 44, **79098 Freiburg,** Tel.: 0761/388320

Dr. Dieter Kotzot, Heinrich-Heine-Str. 14, **90766 Fürth,** Tel.: 0911/733953

Dr. Heidrun Kunze, Ahrstr. 2–4, **45879 Gelsenkirchen,** Tel.: 0209/206882

Institut für Humangenetik der Universität,
Gaffkystr. 9, **35392 Gießen,** Tel.: 0641/7024159

Dr. Bernd J. Schmidt, Schiffenberger Weg 76, **35394 Gießen,** Tel.: 0641/77044

Institut für Humangenetik der Universität,
Goßlerstr. 12d, **37073 Göttingen,** Tel.: 0551/397591

Dr. Klaus Wiedeking, Bühlstr. 28a, **37073 Göttingen,** Tel.: 0551/46755

Institut für Medizinische Genetik der Universität,
Fleischmannstr. 42–44, **17489 Greifswald,** Tel.: 03834/883306

Dr. Margret Bartsch-Sandhoff, Enzianweg 19, **83677 Greiling,** Tel.: 08041/6148

Humangenetische Beratungsstelle, Med. Fakultät der Universität,
Universitätsplatz 7, **06097 Halle,** Tel.: 0345/23333

Institut für Humangenetik der Universität,
Martinistr. 52, **20246 Hamburg,** Tel.: 040/47173125

Medizinische Genetik im Kinderkrankenhaus Altona,
Bleickenallee 38, **22763 Hamburg,** Tel.: 040/8833257

Institut für Immunologie, Pathologie und Molekularbiologie,
Lademannbogen 61–63, **22339 Hamburg,** Tel.: 040/53805800

Dr. Thea Koske-Westphal, Bergstr. 14, **20095 Hamburg,** Tel.: 040/309550

Dr. Hiltrud Marschner-Schäfer/Dr. Dirk Masson,
Altonaer Str. 63, **20357 Hamburg,** Tel.: 040/436520

Klinische Genetik, Märkische Kinderklinik am Ev. Krankenhaus,
Werler Str. 130, **59063 Hamm,** Tel.: 02381/5890

Dr. Ursula Müller-Barth, Friedrich-Ebert-Anlage 23, **63450 Hanau,** Tel.: 06181/32025

Abt. Humangenetik im Kinderheilkunde-Zentrum,
Konstanty-Gutschow-Str. 8, **30625 Hannover,** Tel.: 0511/5326533

PD Dr. med. Angela Schmidt, Dr. Bernt Schulze,
Podbielskistr. 122, **30177 Hannover,** Tel.: 0511/965400

Institut für Humangenetik der Universität,
Im Neuenheimer Feld 328, **69120 Heidelberg,** Tel.: 06221/563891

Dr. J. Klapp, Römerstr. 1, **69115 Heidelberg,** Tel.: 06221/610190

PD Dr. Dr. K.-P. Große, Anton-Bruckner-Str. 6, **91315 Höchstadt,** Tel.: 09193/7677

Institut für Humangenetik der Universität,
Universitätskliniken, Bau 68, 66421 **Homburg/Saar,** Tel.: 06841/166605

Prof. Dr. Peter Miny, Aristogen GmbH, Hamburger Str. 1, **55218 Ingelheim,** Tel.: 06132/781411

Institut für Humangenetik der Universität,
Kollegiengasse 10, **07740 Jena,** Tel.: 03641/8224268

Dr. Gabriele Schlüter, Kriegsstr. 99, **76133 Karlsruhe,** Tel.: 0721/850000

Dr. Wolfgang Gey, Kirchweg 31, **34121 Kassel,** Tel.: 0561/928999

Institut für Humangenetik der Universität,
Schwanenweg 24, **24105 Kiel,** Tel.: 0431/5971776

Universitäts-Frauenklinik, Cytogenetisches Labor,
Kerpener Str. 34, **50931 Köln,** Tel.: 0221/4784991

PD Dr. Uta Burck-Lehmann, Getreideweg 20, **50933 Köln,** Tel.: 0221/495603

Dr. Jürgen Dahlmann, Heinrich-Lersch-Str. 25, **51109 Köln,** Tel.: 0221/891942

Genetische Beratung Universitäts-Frauenklinik, **50931 Köln,** Tel.: 0221/478-5916

Dr. Helena Jung, Paul-Schallück-Str. 8, **50939 Köln,** Tel.: 0221/9420130

Humangenetische Beratungsstelle, Lutherplatz 40, **47805 Krefeld,** Tel.: 02151/322312

Dr. Maria Blandfort, Marktstr. 35, **76829 Landau,** Tel.: 06341/80029

Dr. Christa Faschingbauer, Urlashöhe 10, **91207 Lauf,** Tel.: 09123/2400

Dr. Gabriele du Bois, Stadionstr. 6, **70771 Leinfelden-Echterdingen,** Tel.: 0711/7942888

Institut für Humangenetik, Universitätsklinikum,
Ph.-Rosenthal-Str. 55, **04103 Leipzig,** Tel.: 0341/88280

Dr. Hertraut Haas-Andela, Kurt-Schumacher-Str. 11, **35440 Linden,** Tel.: 06403/68400

Institut für Humangenetik,
Klinikum der Med. Hochschule, Ratzeburger Allee 160, **23538 Lübeck,** Tel.: 0451/5002620

Institut für Humangenetik,
Otto-v. Guericke-Universität, Halberstädter Str. 13, **39112 Magdeburg,** Tel.: 0391/6717230

Genetische Beratungsstelle von Rheinland-Pfalz,
Hafenstr. 6, **55118 Mainz,** Tel.: 06131/679055

Institut für Klinische Genetik, Am Fort Mariaborn 1, **55131 Mainz,** Tel.: 06131/925090

Dr. Jürgen Greiner, Mollstr. 49a, **68165 Mannheim,** Tel.: 0621/413138

Dr. Marion Paul, P7,4 (Kurfürsten-Passage), **68161 Mannheim,** Tel.: 0621/16000

Dr. Eberhardt Vith, Brunhildestr. 10, **68199 Mannheim,** Tel.: 0621/812920

Institut für Humangenetik der Universität,
Bahnhofstr. 7a, **35033 Marburg,** Tel.: 06421/282213

Dr. Christa Eichler, Gutenbergstr. 3, **35037 Marburg,** Tel.: 06421/21551

Dr. Dagmar Hansmann, Neuer Markt 18, **53340 Meckenheim,** Tel.: 02225/14499

Dipl.-med. Peter Lorenz, Marienstr. 18, **08393 Meerane,** Tel.: 03764/2459

Dr. Lilia Elasarowa-Röhl, Regentenstraße 114, **41061 Mönchengladbach,** Tel.: 02161/208162

Abt. für pädiatrische Genetik der Kinderpoliklinik,
Goethestr. 29, **80336 München,** Tel.: 089/51604476

Genetische Beratungsstelle im Kinderzentrum,
Heiglhofstr. 63, **81377 München,** Tel.: 089/71009318

Dr. med. Margret Götz-Sothmann, Boschetsrieder Str. 140/I, **81379 München,** Tel.: 089/78582044

Dr. Sabine Minderer, Lachnerstr. 20, **80639 München,** Tel.: 089/1307440

Dr. C. Waldemeyer/Dr. A. Ovens-Raeder, Theodolindenstr. 97, **81545 München,** Tel.: 089/6427920

Dr. Manfred Endres, Spiegelstr. 5, **81241 München,** Tel.: 089/881361

Dr. Barbara Konopizki, Rosenkavalierplatz 9, **81925 München,** Tel.: 089/917068

Dr. Gertrud Strobl-Wildemann, Seidlstr. 8, **80335 München,** Tel.: 089/717468

Institut für Humangenetik der Universität, Vesaliusweg 12, **48149 Münster,** Tel.: 0251/835424

Dr. Wolfgang Mieler, Dr. Salvadore-Allende-Str. 30, **17036 Neubrandenburg,** Tel.: 0395/752946

Dr. Margarita Meisel-Stosiek, Bahnhofstr. 2, **92318 Neumarkt,** Tel.: 09181/7755

Dr. Annegret Stuke-Sontheimer, Hauptstr. 3, **94127 Neukirchen,** Tel.: 08502/910875

Dr. Karl Mehnert, Wegenerstr. 15, **89231 Neu-Ulm,** Tel.: 0731/984900

Dr. Jutta Böckel-Blechschmidt, Weintraubengasse 2, **90403 Nürnberg,** Tel.: 0911/992030

Dr. Maria Kossakiewicz, Bankgasse 3, **90409 Nürnberg,** Tel.: 0911/2061010

Dr. Peter Aldenhoff, Kirchstr. 10, **23896 Nusse,** Tel.: 04543/7415

Abt. Klinische Genetik, Ev. Krankenhaus, Virchowstr. 20, **46047 Oberhausen,** Tel.: 0208/8216551

Abt. für Klinische Genetik, Städt. Kliniken, Dr.-Eden-Str. 10, **26133 Oldenburg,** Tel.: 0441/4032406

Klinische Genetik, Marienhospital, Johannisfreiheit 2–4, **49074 Osnabrück,** Tel.: 0541/3264214

Institut für Medizinische Genetik, Städt. Kliniken, Caprivistr. 1, **49076 Osnabrück,** Tel.: 0541/45953

Dr. Michael Pruggmayer, Cytogenetisches Labor, Bahnhofstr. 5, **31224 Peine,** Tel.: 05171/3775

Prof. Dr. Elisabeth Goedde, Berghäuser Str. 295, **45659 Recklinghausen,** Tel.: 02361/7011

Dr. Susanne Ebner, Roritzer Str. 2, **93047 Regensburg,** Tel.: 0941/53710

Dr. Florian Fuchs, An der Abtswiese 14, **78479 Reichenau,** Tel.: 07534/7252

Abt. Klinische Genetik der Kinderklinik, Postfach 10 08 88, **18055 Rostock,** Tel.: 0381/396733

Humangenetische Beratungsstelle, Wismarsche Str. 397, **19055 Schwerin,** Tel.: 0385/5202726

Dr. Jürgen Mücke, Hobelsstraße 5, **66386 St. Ingbert,** Tel.: 06894/2092

Abt. für Klinische Genetik, Frauenklinik Berg, Obere Str. 2, **70190 Stuttgart,** Tel.: 0711/2632206

Humangenetische Beratungsstelle der Kinderklinik,
Albert-Schweitzer-Str. 3, **98503 Suhl,** Tel.: 03681/356350

Dr. Sabine Kiehlkopf-Renner, Tübinger Str. 96b, **71732 Tamm,** Tel.: 07141/605556

Dr. Andreas Busse, Hauptstr. 11, **83684 Tegernsee,** Tel.: 08022/1411

Institut für Humangenetik der Universität,
Wilhelmstr. 27, **72074 Tübingen,** Tel.: 07071/2976408

Dr. Ingeborg Hennig, Neue Str. 5, **72070 Tübingen,** Tel.: 07071/92460

Abt. Klin. Genetik der Universität, Frauenstr. 29, **89073 Ulm,** Tel.: 0731/5025205

Dr. Ulrich Tettenborn, Hafenbad 31, **89073 Ulm,** Tel.: 0731/601091

Dr. Ralph Speck, Kreuzberger Ring 60, **65205 Wiesbaden,** Tel.: 0611/737321

Institut für Humangenetik der Universität,
Biozentrum, Am Hubland, **97074 Würzburg,** Tel.: 0931/8884075

Dr. Wolfgang Schmitt, Juliuspromenade 7, **97070 Würzburg,** Tel.: 0931/12828

Dr. Monika Schöning-Spingler, Oeggstr. 3, **97070 Würzburg,** Tel.: 0931/18480